의산(醫山) 백승헌박사의
한방해독약 차

한방해독약 차

2014년 5월 20일 초판 1쇄 발행

지은이 백승헌
펴낸이 김승빈
펴낸곳 도서출판 다문
주소 서울특별시 성북구 보문동7가 80-1호
등록 1989년5월10일
등록번호 제6-85호
전화 02-924-1140
팩스 02-924-1147
이메일 bookpost@naver.com

책값은 표지의 뒷면에 있습니다.

ISBN 978-89-7146-048-1 13510

※저자와 협의에 의하여 인지부착을 생략합니다.

의산(醫山) 백승헌박사의
한방해독약 차
Detox Herbal Tea

저자 | 백승헌
감수 | 한의학 박사 이세구

다문

프롤로그

해독은 식습관, 운동, 정신 등을 맑게 하는 것이다. 독소를 제거하여 면역기능을 정상화시킴으로서 건강을 유지하는 방법이다. 따라서 한방해독약 차의 요법은 최소의 시간과 비용으로 최고의 건강지킴이를 할 수 있는 최상의 길이다.

동아시아의 한방차 역사는 수천 년을 이어오고 있다. 그 이유는 맛과 풍미와 더불어 건강의 지킴이 역할을 할 수 있기 때문이다. 그러한 전통을 이은 한방해독약 차는 약성이 있고 해독을 시키는 효과가 탁월하다. 맛과 향기, 정신적 안정과 더불어 해독을 할 수 있다는 것은 얼마나 멋진 일인가!

커피의 맛은 향기롭고 그윽하다. 그러나 커피가 건강에 해롭다거나 이롭다는 이론이 분분하다. 이에 반해 한방해독약 차는 독특한 맛과 향, 독소제거로 건강지킴이의 효과가 있다. 여유롭게 마시는 한 잔의 한방해독약 차로 몸과 마음을 정화할 수 있는 것이다.

한국은 환경오염과 방사능의 사각지대이다. 일본의 방사능과 중국의 황사, 미세먼지와 중국 동해안에 밀집된 원자력발전소, 북한의 핵실험과 한국의 원자력발전소까지 모두 위험요소이다. 이러한 상황에서 한방해독약 차는 한국인의 건강을 지키는 수호자이다.

서구의 차인 커피나 홍차. 레몬차는 향기롭고 맛있다. 그러나 우리 조상들이 즐겨마시던 한방차는 멋과 풍미를 지니면서도 해독을 해주는 효과가 있다. 삶의 여유를 즐기며 해독을 통해 건강관리를 한다는 사실은 현대인에게 있어 큰 도움이 될 수 있다.

방사능 오염의 폐해는 5년 뒤부터 나타나기 시작해서 10년간 맹위를 떨친다. 당장은 오염의 표시가 나지 않는다. 하지만 어느날 암을 비롯한 원인불명의 질병이 찾아온다는 것은 얼마나 끔찍한 일인가. 5년은 그리 길지 않은 세월이다. 미리 방사능 해독을 하고 면역력을 강화하는 것이 바람직한 일이다.

한방차와 한약의 중간단계에 해독약 차가 있다. 차 향기의 멋과 풍미를 지니며 약이 아니어서 편안함을 느낄 수 있는 것이 해독약 차이다. 누구나 쉽게 구하며 시간과 경비를 줄이며 즐길 수 있고 몸과 마음을 맑게 정화할 수 있다는 것은 얼마나 큰 행복인가.

아름답고 향기로운 꽃을 찻잔에 띄워놓고 보고 마시며 즐긴다는 것은 각박한 현대인의 삶을 여유롭게 한다. 눈 위에 피는 매화

꽃의 향기가 마음으로 들어와 몸을 해독한다면, 얼마나 멋진 일인가. 해독꽃차가 몸과 마음을 맑게 정화하는 것은 금상첨화이다.

원인불명의 병이나 병명이 없는 증상에 시달리는 현대인의 몸과 마음은 독소에 찌들어 있다. 병원을 내집가듯 드나들어도 여전히 병이 낫지 않는 근본원인은 독소 때문이다. 따라서 내 몸과 마음을 한방해독약 차로 맑게 정화하는 것은 건강관리의 핵심이다.

CONTENTS

목차
추천사　　　　　　　　　　　　　　　　　　16
머리말　　　　　　　　　　　　　　　　　　20

들어가며　　　　　　　　　　　　　　　　　26
한방해독약 차에 대해 미리 알아야 할 사항
한방해독약 차와 차, 한방차, 한약, 양약의 차이점

1부　내 몸과 마음을 해독해야 하는 이유　　31

1. 해독은 건강관리의 핵심　　　　　　　　　32
　1) 해독이 되어야 면역력이 산다.　　　　　32
　2) 잘못 먹은 음식의 독소는 3대까지 간다.　36

3) 독성은 질병의 주원인, 해독은 치료의 해결책   42
   4) 한방해독요법이 왜 필요한가?   46
   5) 동종요법과 한방해독약 차의 원리   50

2. 한방해독요법의 이해와 활용   56
   1) 9미터 소화관과 해독의 관계   56
   2) 해독의 삼총사- 효소와 미네랄, 비타민   61
   3) 면역시스템을 지키는 해독요법   65
   4) 비바람과 독소를 이겨낸 한약재의 해독효과   70
   5) 한방해독약차의 풍미를 살리는 비정제 흑설탕의 효능   76

3. 삶의 여유와 생활에 활력을 주는 한방해독약 차   81
   1) 한방해독약 차 만드는 법과 Q&A   81
   2) 물 대신에 식수로 마실 수 있는 해독약차   87
   3) 아름답고 향기로우며 멋이 어우러진 해독꽃차   92

4) 어린이의 감기, 천식, 소화불량과 체증, 설사, 변비,
      경기의 해독약 차 · 98
   5) 정상적인 생활에 불편을 주는 감기, 유행성감기,
      기침의 해독약 차 · 105

2부 내 몸과 마음을 건강하게 해독하기 · 113

1. 소화관의 독소로부터 해독하기 · 114
   1) 역류성 식도염, 식도염과 해독약차 · 114
   2) 만성위염과, 십이지장궤양, 위하수, 위경련의
      해독약 차 · 119
   3) 소장염과 급성 및 만성대장염의 해독약 차 · 124
   4) 당뇨와 고혈압, 저혈압의 해독약 차 · 128

2. 스트레스성과 원인불명의 독소로부터 해독하기　133
　1) 두통, 우울증, 신경쇠약증, 정신분열증과 해독약 차　133
　2) 기관지염과 폐렴, 기관지 천식의 해독약 차　138
　3) 불면증과 빈혈, 현기증의 해독약 차　143
　4) 불임증과 생리통, 대하증, 자궁출혈, 산후풍 등
　　 여성 질환의 해독약 차　147
　5) 비만증, 장내가스의 배 불룩증, 남성의 뱃살, 여
　　 성의 팔뚝 살과 뱃살 해독약 차　153

3. 자연환경 파괴의 재앙으로부터 해독하기　161
　1) 일본의 원전 방사능과 황사의 해독약 차　161
　2) 중국의 미세먼지와 각종 공해, 여러 가지 중독증
　　 의 해독약 차　167
　3) 아토피와 건선, 대상포진, 습진, 여드름, 피부질
　　 환의 해독약 차　173

4) 탈모와 발모, 흑모를 위한 두피 독소의 해독약 차　　179

4. 난치성 질환으로부터 해독하기　　184
　　1) 위암, 대장암, 간암, 폐암, 췌장암, 자궁암 등 각종
　　　 암과 해독약 차　　184
　　2) 뇌졸중(중풍)과 동맥경화, 심장병의 해독약 차　　190
　　3) 류머티스 관절염, 퇴행성관절염, 요통, 오십 견과
　　　 해독약 차　　195
　　4) 전립선비대증, 발기부전, 성기능 장애와 해독약 차　　203

5. 누구나 쉽게 할 수 있는 대표적인 한방해독요법　　207
　　1) 생활단식 해독 법- 상기 증, 수험생집중력 저하 증,
　　　 대사증후군의 해독약 차　　207
　　2) 체증해독 법- 급체, 만성체증, 공황장애의 해독
　　　 약 차　　212

3) 수독증 해독 법- 수종(부종), 급성신장염, 만성신
   장염, 방광염의 해독약차　　　　　　　　　217
4) 간장 해독 법- 만성간염, 복수, 간경화증, 황달, 담
   낭염의 해독약차　　　　　　　　　　　　223
5) 장내독소 해독 법- 변비, 과민성대장증후군, 치질
   의 해독약차　　　　　　　　　　　　　　229

부록 한방해독약 차의 효과를 높이는 4가지
　　　　마음의 바른 자세　　　　　　　　　　235

체내 독소의 자가진단

1. 가슴이 답답하며 늘 속이 더부룩하다. (   )
2. 배에 가스가 차고 소화가 잘 안 된다. (   )
3. 복부를 만져보면 단단한 뭉침이 느껴진다. (   )
4. 먹는 양에 비해 팔뚝과 복부비만이 심하다. (   )
5. 설사와 변비로 인해 늘 컨디션이 좋지 않다. (   )
6. 항상 몸이 무겁게 느껴지고 피로감이 심하다. (   )
7. 어깨와 목 결림으로 인한 통증이 지속된다. (   )
8. 술과 담배를 지나치게 많이 하는 편이다. (   )
9. 지방간 또는 간수치가 높으며 늘 피로하다. (   )
10. 콜레스테롤 수치가 높고 혈압조절이 안 된다. (   )
11. 소변의 색깔이 진하며 거품이 많이 일어난다. (   )
12. 평소에 기름기가 많은 음식을 즐겨 섭취한다. (   )
13. 당뇨와 고혈압의 약물을 장기 복용하고 있다. (   )
14. 피부의 약, 아토피 약을 장기간 복용중이다. (   )
15. 두드러기나 알러지 반응이 잘 나타나는 편이다. (   )
16. 코, 잇몸, 항문 등에서 가끔 피가 날 때가 있다. (   )

17. 팔다리에서 쥐가 나거나 저림 증세를 느낀다. (　　)
18. 머리가 자주 아프고 건망증의 빈도가 높아진다. (　　)
19. 입안이 텁텁한 느낌이 있으며 입 냄새가 난다. (　　)
20. 스테미너가 약하고 성욕이 떨어지는 것을 느낀다. (　　)

※ 이상의 테스트에서 10개 이상 해당되면 당장에 한방해독 요법을 실행해야 한다.

15개 이상 해당되면 전문가의 도움을 청해야 한다. 해독에 관한 부분은 질병과 동일한 수준의 위험성이 있다.

가벼운 증세의 질병은 빨리 치료를 받으면 회복이 된다. 하지만 심각한 수준의 해독 이상은 장기간의 치료를 요하는 병을 유발할 수 있기 때문이다.

해독 이상이 심각하면 이미 질병이 진행된 상태이기 때문에 조기에 진단하고 정확한 치료를 받는 것이 바람직한 것이다.

추천사

  차는 인류의 문명과 함께 발전되어 왔다.

  4,500년 전 신농(神農)에서 부터 시작된 차는 중국의 황실에서부터 민간에게 이르기까지 많은 역사적인 일들과 한께 명멸해왔다. 영국과 중국의 아편전쟁도 영국의 인도식민지를 홍차의 생산기지로 삼고 중국의 차 원료 공급을 위한 계기가 되었다는 역사적 배경이 있었다. 그 만큼 차 문화는 인류의 정신문화나 삶의 질을 향상시키는 중요한 역할을 해오고 있다. 지금 시대는 차 문화가 일상생활이 되고 있다. 차나무의 차만이 아니라 대용 차의 시장도 날로 성장하고 있는 추세이다. 특히 건강을 목적으로 하는 건강 차나 한방차의 대중화가 서서히 이루어지고 있다. 그러한 점으로 미루어보면, 우리의 금수강산에서 널려있는 야생화나 약용식물

들을 기본으로 하는 한방약차의 필요성이 어느 때보다 절실한 시기에 와 있다.

날마다 먹는 음식(飮食)은 마시는 음(飮)과 먹는 식(食)으로 구분 할 수 있듯이 마시는 것은 차(茶)로 대표된다. 제사상에 올리는 음식도 차(茶)가 중심이 되어 차례(茶禮)라고 하는 것을 보면 선조들의 차 사랑을 짐작하게 한다. 하지만 차나무 잎을 가공해서 먹는 녹차 종류는 몸이 찬 체질은 장복이 어려운 점이 있다. 몸을 따뜻하게 하는 발효차는 수입품으로 고가이기도 하고 쉽게 구해서 마시기는 쉽지 않다. 최근 차의 전통을 살리면서도 건강한 한방차를 다루는 동이건강 차나 야생화위주의 한국적 꽃차와 같이 대용 차들이 새롭게 선보이고 있다. 이러한 시기에 한방해독약 차는 일반인들도 쉽게 건강한 생활을 위한 예방의학차원으로 관리할 수 있도록 잘 구성되어 있다. 차의 재료와 구성 및 사용법, 체험사례 등을 분야별로 정리해서 모든 사람들에게 쉽게 다가갈 수 있게 했다. 또한 체질의학의 이론적 배경과 설명까지 곁들여서 더욱 가치 있게 만들었다.

동이 약차를 연구하며 보급하는 입장에서 '한방해독약차'를 감수하면서 새롭게 느낀 점이 많다. 일반인들이 쉽지 않게 느껴는 한약재가 특별한 해독효과가 있고 또 차 문화가 접목되면서 몸과 마음을 아울러 맑게 한다는 개념이 참 편안하게 전해왔다. 결론적으로 의산 백승헌 한의학박사의 한방해독약 차는 우리 모두에게 필요한 건강차 문화의 혁신이다. 해독을 기본으로 가벼운 증세를 차로 다스리는 묘방들을 공개하고 있다. 자가치유와 가족들의 건강관리에 기본을 둔 형태로 독성이 거의 없는 약재를 기본으로 한다. 또한 한약과는 차별화해서 음식치유의 개념으로 집안에서 편안하게 장기적으로 차를 끓여 마시면 건강증진에 도움을 줄 수 있는 내용으로 꾸며져 있다.

지금은 인터넷의 영향으로 전 세계의 고급정보들이 실시간으로 검색되고 있다. 보다 전문적인 지식이나 정보라 할지라도 공유하는 문화의 시대이다. 그러나 '한방해독약 차'의 내용처럼 구체적이며 실생활에 적용할 수 있는 정보는 충분하지 않다. 과거의 선조들이 즐겨했던 양생술처럼 스스로 할 수 있는 내용과 더불어 몸과 마음의 해독이라는 개념은 시의적절하다. 가족들의 건강관리를 비롯하여 독소에 찌들어 병이든 분들에게는 자연치유로서 큰 희망이라고 할 수 있다. 많은 분들이 유익한 정보들을 함께 공유 했으면 하는 바람으로 진지하게 감수를 하고 추천사를 씁니다. 건강을 꿈꾸는 모든 분들에게 희망과 기쁨이 함께 하길 바랍니다.

2014년 3월
한의학 박사 이세구

머리말

나는 어릴 때부터 유달리 얼굴이 검고 피로감이 많았으며 병치레가 많았다.

늘 피곤했고 자세가 바르지 않았으며 누워있길 좋아했다. 농민의 아들로 태어났지만 들판에서 일을 할 수 없을 정도였다. 책상에 앉아 공부를 할 수도 없었다.

늘 누워서 책을 보아야 했고 머리의 열로 인해 고통이 심했다. 또 위산과다로 복통을 겪었고 역류성 식도염으로 음식과 위산이 목구멍으로 올라오는 증세를 겪었다. 20대 초반부터 복부의 가스로 인해 배가 튀어나왔고 늘 피로했다. 나중에 알았지만 그 증세는 상기 증과 만성체증으로 인한 열독이었다. 내 몸의 독소가 심한 상체의 열과 체증을 일으켰던 것이었다. 하지만 세상에 뚜렷한 치료약은 없었다. 7년간 한의사를 대상으로 한방 역학 강의를 하며 온갖 치료와 약을 복용했다. 그러나 효과가 없었다. 명의를 찾아다녔지만 그들도 마찬가지였다. 한마디로 잘라 말했다.

"상기 증은 고칠 수가 없습니다. 열이 오르지 않도록 음식을 조절하는 것이 좋습니다."

그런데다 만성체증에 대해서는 알지를 못했다. 대개 신경성이라고 하거나 만성위염, 기능성 소화 장애, 자율 신경 실조증 등이라고 했다. 나는 그 말을 듣고 절망했지만 방법을 찾기로 했다. 상기 증과 만성체증을 고치지 않으면 정상적인 사회생활이 힘들 정도였기 때문이었다. 그래서 그 증세를 치료하기 위해 산속으로 들어갔다. 인적이 끊긴 산속의 동굴에서 명상을 하거나 공부를 하며 반드시 치료법을 찾기로 했다. 나는 그곳에서 머무는 동안 스승 청산거사로부터 한권의 비법서를 받았다. 그 책에는 내가 그토록 찾던 치료의 처방이 들어 있었다. 그 처방이 바로 한방해독약 차이다. 흔히 한약은 맛이 쓴 탓에 복용의 불편함이 있다. 그러나 한방약차는 꿀이나 흑설탕을 섞어서 맛과 향기가 좋고 일상적으로 음용하기가 좋다. 처음 한방해독약 차를 마실 때, 나는 하루 1ℓ이상을 마셨다. 물이나 음료수 대용으로 일상적으로 마셨다. 마시는 양이 늘어나면서 보관의 어려움 때문에 팩으로 만들어 하루에 10개~ 12팩을 3개월을 마셨다. 그러자 열이 내려가기 시작했다. 또 만성체증에 대한 한방해독약 차도 그렇게 마셨다. 그러자 그토록 나를 괴롭혔던 열독과 체증독이 사라졌다. 그 후로도 하루에 평균 6개 팩은 꾸준히 마시고 있다. 나는 그렇게 치료하기 힘든 상기 증과 만성체증이 해독을 통해서 치료되는 것을 발견했다. 나는 그 후에 가까운 친지나 가족에게 한방해독약 차를 섭취하게 했다.

그 효과는 매우 특별하고 빠르게 나타났다. 해독효과가 뚜렷하게 나타났고 얼굴이 밝아지며 피부가 좋아지는 시너지효과가 있었다. 내게 있어 한방해독약 차는 인생의 중대한 전환점이 되었다. 내 몸을 해독하기 전에는 글을 쓰는 것을 좋아하지 않았고 심지어 공부할 때 필기하는 것도 싫어했었다. 그러나 상기 증과 만성체증을 치료한 후에 갑자기 글을 쓰고 싶어졌다. 글쓰기와 무관했던 삶을 살았다. 하지만 갑자기 책을 집필했고 많은 연구를 할 수 있게 되었다.

또 어둡고 칙칙한 피부가 밝게 개선되었으며 복부의 독소인 가스가 배출됨으로 배는 완전히 들어갔다. 체중은 85킬로에서 현재는 68킬로를 유지한다. 놀라운 변화이며 해독의 혁명이다.

나는 지금도 여전히 커피를 마시듯 한방해독약 차를 즐긴다. 커피는 마시지 않는 날이 있지만 해독약 차는 늘 마신다. 차 한잔의 5분 동안 마음을 해독하고 일상생활로 인한 몸의 독소를 제거하기 위해 꾸준히 섭취한다. 나는 가끔 이런 생각을 하곤 한다.

'만약 한방해독약 차를 연구하지 않았다면, 어떻게 되었을까?'

아마 열독으로 인해 힘겹고 지친 삶을 살았을 것이며 책을 쓰거나 연구할 수조차 없을 것이라 단정한다. 나의 이러한 경험으로 미루어보면, 지금도 나와 같은 열 독 혹은 냉 독, 그 밖의 독소로 고통 받는 사람들이 많을 것이다. 나는 그들에게 도움을 줄 수 있으리라 확신한다.

해독이 건강의 기본이라는 것은 누구나 안다.

하지만 어떻게 해독할 것인지에 대해서 아는 사람은 많지 않다. 해독과 면역의 불가불 관계로 보면 반드시 해독을 해야 할 터인데도 방법을 몰라서 하지 못하는 경우가 더 많다. 그러나 한의학에서는 많은 처방들이 해독중심으로 되어 있다. 정기로 사기를 몰아낸다는 치료방법이 해독요법과 다름 아니기 때문이다. 한의학의 원리로 보면 해독의 의미가 꼭 독극물 중독에만 해당되는 것은 아니다. 몸의 탁한 기운(탁기)나 나쁜 기운

(사기)을 비롯한 각종 해독에 두루 적용된다. 특히 지금 시대에는 생활환경에서 식자재와 환경오염, 공해, 방사능, 스트레스 등도 모두 독소가 된다. 그러한 독소는 체내에 축적되며 온갖 질병을 일으키는 원인이 된다. 독소를 찾아보면 매우 다양하게 존재한다. 유해산소, 일산화탄소, 황산, 인산, 요산 등의 유독물질과 수많은 농약제품, 중금속, 화학물질 등이 있다. 그들은 대부분 체내에 쌓이게 된다. 그러나 독소는 당장 몸에 이상을 나타내지 않기 때문에 세포를 파괴시켜 질병을 유발하게 된다. 그래서 한방해독요법으로 유독 물질의 분해와 배출을 촉진시켜 세포의 파괴를 막고 면역력을 강화하게 해야 하는 것이다.

한방해독약 차는 간단하게 만들어 음미할 수 있으면서도 효과적이다.

우선은 차를 일상적으로 생활화하는 것이 필요하다. 차 한 잔을 즐기는 여유는 마음의 해독이며, 맛과 향이 몸을 해독한다. 차를 통해 기본적으로 소화관을 중심으로 체내의 독소와 오염물질을 배출한다. 삶 속에서 오랫동안 축적된 독소는 몸과 마음에 스며들어 있다. 그러한 상태에서 해독을 한다는 것은 차 한 잔의 여유를 통한 마음과 몸의 해독이 동시에 필요하다.

한방해독약 차의 재료들은 한번쯤은 들어봤음직한 한약재

의 해독물질이다. 자연의 정기를 듬뿍 받은 나무뿌리, 나무껍질, 나뭇가지, 산야초 등 자연을 담은 성분으로 해독을 한다. 소화기의 해독을 중심으로 만성 소화불량, 위염, 변비, 부종, 식적, 적취, 만성체증의 독소를 제거한다. 그리하여 해독이 되면 몸이 가벼워지고 생체활동이 정상화되어 생활에 활력이 생긴다. 부수적 효과로는 다이어트 효과, 피부의 개선효과로 화이트닝, 리프팅, 기미 제거, 아토피와 여드름 제거 등이 나타난다. 이러한 한방해독약차의 반응은 몸과 마음의 독소가 제거됨에 따라 피부와 다이어트에서 나타난다. 건강하며 해독이 된 사람은 피부가 맑고 밝으며 날씬한 적정체중을 유지한다. 반면에 해독이 되지 않은 사람은 피부가 어둡고 탁하며 과체중이나 저체중인 경우가 많다. 따라서 한방해독약 차는 건강한 삶을 추구하는 모든 사람들의 화두가 되고 생활의 일부가 되는 것이 바람직하다. 끝으로 몸과 마음에 가득 차 있는 독소로 고통 받는 분들이 이 책을 통해 새로운 삶을 찾을 수 있기를 진심으로 바란다.

2013년 3월
의산 백승헌 근배

들어가며

한방해독약 차에 대해 미리 알아야 할 사항

한방해독약 차는 약이나 탕약이 아니다. 뚜렷한 약성이나 특별한 효과보다는 몸과 마음의 해독에 주안점을 둔다. 차 문화는 수 천 년부터 지금까지 내려왔다. 하지만, 산업혁명 이전시대에는 환경오염이나 중금속, 방사능 등이 비교적 없었다. 그러나 지금시대에는 각종 오염과 독소, 극심한 스트레스까지 겹쳐 몸과 마음에는 끊임없이 독소가 스며든다. 그 독소들은 병의 원인이 되기도 하며 몸과 마음을 병들게 한다. 그렇기 때문에 현대인의 삶에서 마음을 맑게 하는 차이면서 한약이나 양약이 아닌 한방해독약 차가 요구된다. 한방해독약 차는 일반적인 차, 한방차- 한방해독약 차- 한약, 양약의 중간단계의 개념이다.

한방해독약 차와 차, 한방차, 한약, 양약의 차이점

• 차와 한방차

차는 커피, 홍차, 레몬차 등의 서양차와 녹차, 보이차, 대추차 등의 동양차가 있다. 맛과 향과 더불어 하나의 문화로 자리매김 하고 있다. 그리고 한방차는 최근에 유행하는 건강증진의 목적과 차 문화가 결합된 것이다. 특정 한방차는 정력증진이나 질병치유의 효과가 있다. 하지만 해독중심의 한방해독약 차와는 차이가 있다.

• 한방해독약 차

치료보다는 해독에 주안점을 두고 차처럼 즐기며 건강에 도움이 되는 차이다. 재료는 한약재를 사용하나 독성이 강한 부자, 초오, 황금, 황백, 황련, 반하, 남성 등은 일체 배제한다. 동의보감을 비롯한 한약처방과는 무관하고 강한 약성으로 병을 치료하는 것이 아니다. 식품으로 분류되기도 하는 일반적인 한약재로 해독만을 하는 효과가 있다. 또 차 한 잔의 5분을 통해 마음을 안정시키고 긍정의식으로 활기를 되찾게 하는 작용이 있다. 그래서 한방해독약 차는 반드시 한잔을 마실 때, 5

분간의 여유를 가지는 것이 효과적이다.

• 한약과 양약

한약의 藥(약)은 풀초 변(草)과 즐거울 락(樂)이 결합되어 있다. 또 양약의 drug는 마른 풀을 뜻하는 'drogue'에서 유래한다. 그것은 모든 의약들의 시작점은 풀이나 생약의 민간처방이었다는 점을 알려준다. 그러다가 차츰 의약으로 체계를 잡아 오늘날 약품이 되었다. 구체적으로 보면, 한약은 한약재를 수치하고 정교한 처방구성을 하여 만든 생약이다. 대부분 복합성분이고 약물 배합의 원리를 중시한다. 인체의 균형을 잡아줌으로써 치료하는 장점이 있다. 하지만 비전문가가 잘못 사용하거나 처방구성이 잘못되면 부작용이 있을 수도 있다. 반면 양약은 실험실에서 화학조작을 통해 순수한 결정을 추출하여 특성성분만을 모아 만든 화학약품이다. 단일 성분의 유효 성분만 추출하여 병의 증상에 강하게 작용하여 세균이나 바이러스를 직접 죽이는 장점이 있다. 하지만 인체에 유해한 단점이 있다. 이러한 한약과 양약의 장점은 살리고 단점은 배제한 것이 한방해독약 차이다. 한방해독약 차는 강한 독성이나 약성이 없기 때문에 부작용이나 인체에 유해한 단점이 없다. 치료제가 아니라 해독효과를 통해 몸과 마음을 정화하는 작용으로 충분한 가치를 지닌다.

이와 같은 차이가 분명히 있다. 그래서 한방해독약 차를 마실 때는 지나친 기대보다는 몸과 마음의 해독을 위해 밝고 긍정적인 마음가짐이 필요하다. '가랑비에 옷 젖듯' 서서히 몸과 마음이 정화되기를 바라며 해독약 차를 즐기면 된다. 장기적으로 한방해독약 차를 마시면 각박한 현실에서 삶의 여유와 뜻밖의 효과를 느낄 수 있게 될 것이다.

제1부

내 몸과 마음을 해독해야 하는 이유

1. 해독은 건강관리의 핵심

1) 해독이 되어야 면역력이 산다.

해독은 말 그대로 독을 푼다는 뜻이다.

독이란 외부 환경적 독소와 내부적 독소로 나누어진다. 인간이 태어나서 반드시 극복해야 할 요소로 독은 여기저기에 널려 있다. 숨을 쉬는 것조차 독소가 있는 공기와 맑은 공기가 있다. 또 먹는 것에는 헤아릴 수 없이 많은 종류의 독소가 있다. 그 수많은 독소들이 존재함에도 불구하고 생존이 가능한 이유는 몸의 해독기능과 면역력 때문이다. 예를 들어, 모기에 한번 물리는 것으로도 치명적인 독소가 들어올 수 있다. 뇌염모기나 뎅기모기 등이 그런 류이다. 그만큼 인간은 독소에 취약하기 때문에 해독의 필요성이 요구된다.

독소를 분류하면 다음과 같다.

<대표적인 독소의 분류>

체외 독소

- 납, 카드뮴, 비소 등 중금속독소와 환경 호르몬 등의 독소.
- 대기 중 다이옥신이나 이산화황 등의 독소.
- 오염된 식수, 음료수 등에 포함된 방부제, 탄산, 착색제, 등의 독소.
- 빵, 패스트푸드 등에 포함된 발암물질, 방부제, 표백제, 항산화 물질 등의 독소.
- 정제 탄수화물 등에 포함된 발암물질, 방부제, 표백제, 항산화물질 등의 독소.
- 과일, 야채, 곡류 등의 식자재의 농약 등으로 인한 독소.
- 일본원전 유출의 방사능 오염 등으로 인한 독소.

체내 독소

- 외부적 환경오염으로 인한 식자재 유입으로 인한 음식 독.
- 소화기의 기능저하로 인한 체물로 의해 축적된 체증 독.
- 숙변이나 변비 등으로 인해 배출되지 않는 변 독.
- 소변으로 배설되지 않고 남아 있는 통풍, 요산 등의 뇨 독.
- 체액의 산성화 및 지나친 물 섭취로 인한 수독증 등의 수 독.
- 혈액 중에 어혈이나 고 지혈, 고 나트륨 등으로 인한 혈 독.
- 체내의 장기가 독소로 인해 오염되어 생기는 장기 독.
- 수많은 독소로 인해 뇌로 독소가 유입되어 생기는 뇌 독.

이들 독소 중에서 체내 독소는 매우 위험하다. 음식 독은 세포의 파괴를 통해 각종 질병을 야기한다. 체중 독은 대사기능을 저하시켜 자율신경실조로 인한 무기력증이나 권태, 소화불량, 과민성대장증후군, 변비 등의 증세를 유발한다. 변 독이나 뇨 독은 혈액을 탁하게 하며 온갖 질병을 유발하게 하는 원인이 된다. 수 독은 세포내 오염된 수분으로 인해 만성피로와 피부트러블, 악성피부병을 유발한다. 그 밖에 혈독은 혈전이나 고 지혈, 고 나트륨 등으로 혈액이 탁하게 하여 혈액순환장애 등의 증세를 일으킨다. 장기 독이나 뇌 독은 더욱 치명적이다.

이러한 독소들은 '예고 없는 질병'을 일으킨다. 인체가 정화기능을 가지고 해독기능을 스스로 수행하지 않는다면 질병에 걸릴 위험성은 높을 수밖에 없다. 그 이유는 해독을 담당하는 대표적인 장기가 바로 간, 신장, 대장이기 때문이다. 이들 기관이 독소에 노출되면 자연히 면역력이 떨어져 질병에 무방비상태가 된다.

<한방해독요법의 대표적인 효과>

- **음식 독** – 비만, 소화장애, 식중독, 대사증후군, 팔뚝, 뱃살의 지방분해의 개선효과.
- **체증 독** – 소화불량, 역류성 식도염, 만성위염, 각종 암, 당뇨, 고혈압의 개선효과.
- **변 독** – 각종 변비, 치질, 피부병 및 가려움증, 알레르기의 개선효과.
- **뇨 독** – 통풍, 요산, 신부전증, 방광, 비뇨생식기질환의 개선효과.

- **수 독** – 알레르기 체질, 비만, 비염, 아토피, 무좀의 개선효과.
- **혈 독** – 지방간, 고지혈증, 고 콜레스테롤, 심장질환의 개선효과.
- **장기 독** – 성기능장애, 불감증, 생리불순, 각종 장부질환의 개선효과.
- **뇌 독** – 두통, 불면증, 정신분열증, 불안장애, 학습장애, 정신질환의 개선효과.
- **열 독** – 상기 증, 우울증, 조울증, 염증, 무기력증, 만성피로, 열 증 질환의 개선효과.
- **냉 독** – 수족냉증, 부종, 자궁질환, 전립선질환, 내장 저체온증, 냉증 질환의 개선효과.

이들 질환들은 해독기능이 높아지면 자연히 면역력이 살아남으로서 개선이 된다.

면역력이 강화됨으로써 질병을 유발하는 독소를 제거하면 치료효과를 극대화할 수 있다. 예를 들면 수 독의 경우, 물 섭취를 줄이면 해독이 되는 이치와 같다. 물도 많이 마시면 독소가 된다. 체내의 수분대사에 이상이 생기기 때문이다. 다른 독소들도 마찬가지이다. 각종 독소가 누적되어 지방질 조직에 축적되면 해독기능이 원활치 않고 병의 원인이 될 수 있다. 그러한 상태에 있을 때, 한방해독약 차를 통해 해독기능을 회복시키면 면역력이 살아나서 병의 원인을 제거함으로써 개선효과가 나타나는 것이다.

2) 잘못 먹은 음식의 독소는 3대까지 간다.

음식의 독소가 유전자를 변형시킨다는 사실은 이미 밝혀진 바 있다. 유전은 DNA 상에 존재하는 유전자에 의해 지배되고 염색체에 있는 DNA가 복제되어 전달된다. 그런데 DNA의 염기 서열에는 변화가 없지만 유전자의 조절에 변화가 생기고 이것이 대물림된다고 한다. 이러한 현상을 후성 유전학이라고 한다. 그 이론에 따르면 유전체가 아니면서 유전형질에 관여하는 물질을 후성 유전체라고 한다. 그래서 잘못 먹은 음식의 독소는 후성 유전체의 기억에 새겨져 3대에 걸쳐 전달되는 것으로 추정한다. 이는 유전자도 중요하지만 환경적 요인이 그만큼 중요하다는 것을 증명한 이론이다.

실제 잘못 먹은 음식의 독소는 그만큼 강력한 작용력을 지닌다. 중국 산시성의 신경관 결손증 발병률이나 미국 애리조나 주 사막 지역의 원주민인 피마 인디언의 사례가 그러하다. 중국 산시성은 건조한 기후 탓에 채소가 잘 자라지 않아 매년 11월부터 이듬해 5월까지 녹색 채소를 섭취하기 어렵다. 주식인 밀가루를 정제하여 섭취하는 바람에 엽산부족으로 기형아를 출산했다. 스무 명의 아이들이 있는 작은 마을에서 무려 여덟 명이 기형아로 태어난 것이었다. 이러한 사실은 정제 밀가루만의 식사로 인한 특정영양성분의 부족이 곧 독소로 작용한 것을 나타낸다. 미국 피마 인디언의 사례도 마찬가지이다. 그들은 예전에 날렵한 몸과 강인한 체력을 자랑했다. 하지만 식습관의 변화로 인해 세계 최악의 당뇨병 부족이 되었다. 패스트푸드와 정제 밀가루, 버터, 치즈 라드 등의 고지방 고칼로리의 가공식품의 독이 그들을 죽음의 당뇨병으로 내몰았다. 가공식품에 첨가되어 있는 각종 화학적 성분들이 음식 독으로 작용해서 그러한 병을 만든 것이다. 그 뿐 아니다. 연변에 있는 조선족과 강남에 거주하는 조선족을 비교해보아도 큰 차이가 나타난다는 보고서가 있다. 연변에 있는 조선족에 비해 강남에 거주하는 조선족들이 대사증후군에 많이 노출되어 있기 때문이다. 그 이유 역시 식습관 때문이다. 잘못 먹은 음식의 독소가 병을 만든다. 그뿐 아니라 후생 유전체에 의해 대물림될 수도 있다는 사실이 얼마나 끔찍한가. 그렇기 때문에 해독을 위해서는 우선 식습관의 개선이 절대적으로 요구된다.

해독요법을 통해서 3대에 걸쳐 좋은 유전자를 물려주는 식습관의 개선을 해야 하는 것이다.

< 해독을 위한 건강한 식습관의 개선 >

❶ 아침 7시부터 11시까지는 해독시간이므로 소화관을 비운다.

아침에는 배변을 하고 양치를 하며 샤워를 통해 해독을 해야 하는 시간이다. 주된 해독은 소화관을 비워둠으로써 체내 독소를 배출하는 효과를 높일 수 있다. 가능한 아침식사를 하지 않고 한방해독약 차를 마시는 것이 바람직하다.

❷ 체력이 약하거나 허기를 심하게 느끼는 체질은 한방해독약 차를 마신다.

반드시 아침을 섭취해야 한다면 최대한 가볍게 하는 것이 좋다. 한방해독약 차를 식사대용으로 하는 것도 도움이 된다. 단, 과일이나 샌드위치를 소량 섭취하는 것은 무방하다.

❸ 육류는 체중의 5%에 해당하는 정도를 다른 육류와 섞지 않고 일주일에 3~4회 섭취한다.

육류의 섭취량은 하루 100g 이상은 넘지 않도록 한다. 예를 들어 체중이 70kg이면 5%인 350g을 일주일에 4회 나눠 섭취한다. 육류는 지방이 없는 부위로 붉은 살코기가 좋다. 단, 육류는 다른 육류나 생선과 섞지 않고 단일 육류만 섭취하는 것이 바람직하다.

❹ 생선은 일주일에 3회 정도로 육류와 함께 섭취하지 않고 30~100g을 섭취한다.

생선은 연어, 참치, 조기, 가자미 등이 좋다. 어린이의 두뇌기능 강화를 위해서는 흰 살 생선을 섭취하는 것이 좋다. 단, 다른 어류나 육류와 섞지 않고 단일 어류만 섭취하는 것이 좋다.

❺ 올리브나 포도씨유 등의 양질의 것으로 다른 오일과 섞지 않고 1종류만 사용한다.

오일은 여러 가지가 섞이지 않도록 하는 것이 독소를 최소화할 수 있다. 다양한 종류의 오일이나 질이 낮은 오일을 사용하면 독소로 변화할 수 있기 때문에 주의를 요하는 것이 좋다.

❻ 식사 시의 물 섭취를 포함하여 하루 3ℓ가 초과되지 않도록 수분을 조절한다.

한식은 수분 함류량이 높다. 밥이나 국, 찌개, 반찬류 등과 식사 시에 물을 마시면 하루 3ℓ 이상의 수분섭취가 될 수 있다. 수독증에 걸리지 않도록 수분제한을 하는 것이 좋다.

❼ 양배추, 시금치, 비타민, 브로콜리, 오이, 당근 등의 녹황색 채소를 즐겨 섭취한다.

녹황색 채소는 풍부한 섬유질과 비타민, 미네랄을 함유하기 때문에 장독을 제거하는 효과가 탁월하다. 숙변이나 변비를 해소하고 장독소를 제거하는 해독제로 즐겨 섭취하는 것이 좋다.

❽ 양파, 마늘, 고추, 파, 겨자, 생강, 후추, 산초 등의 방향성 채소를 즐겨 섭취한다.

방향성 채소는 체내의 독소배출에 매우 효과적이다. 단 지나치게 자극적이지 않도록 해야 한다. 위산분비가 과다하거나 위장질환이 있는 경우에는 제한을 하는 것이 좋다.

❾ 식후에 생강차, 생강 홍차, 우엉차, 국화차, 매실차 등을 마신다.

식후에 해독에 도움이 되는 차를 마심으로써 정신적 여유와 신경이완의 효과가 있다. 좋은 차는 몸과 마음을 안정시켜주며 소화와 혈액순환에 도움을 주는 해독작용력이 있다.

❿ 식후엔 내장을 차게 하는 옐로우 푸드인 바나나, 파인애플, 참외, 망고, 귤 등은 피한다.

식후엔 내장이 따뜻해야만 소화와 흡수력을 높일 수 있다. 그렇기 때문에 내장을 차게 하며 체증을 일으키기 쉬운 옐로우 푸드는 먹지 않는 것이 좋다.

⓫ 저녁은 오후 5시에서 7시까지 섭취하는 것이 소화와 에너지흡수에 도움이 된다.

7시 이후의 늦은 식사는 소화와 흡수에 도움이 되지 않으며 체증독을 일으키기 쉽다. 그렇기 때문에 해가 서산에 완전히 지기 전까지 식사를 하는 것이 해독에 도움이 된다.

⓬ 정제 밀가루, 정제 탄수화물, 패스트푸드, 통조림, 가공육, 냉동식품 등

은 피한다.

식습관에서 가장 중요한 해독요법은 독소가 있는 식품을 아예 섭취하지 않는 것이다. 독소가 있는 음식을 미리 차단함으로써 자연스럽게 해독을 할 수 있는 이점이 있다.

이상의 12가지 방법은 독소를 차단하는 효과와 더불어 해독기능을 높이는 작용을 한다. 잘못 먹은 음식의 독소가 3대까지 가지 않도록 철저히 실행하는 것이 필요하다. 독소 중에서 가장 빈번하게 침습하는 것은 음식이다. 음식들은 소화가 되고 흡수되며 소화관을 통해서 각 장부로 전달되기 때문에 그 폐해가 심각하다. 가랑비에 옷이 젖듯 극소량의 독소가 조금씩 쌓이면 병의 원인이 된다. 따라서 해독을 위한 건강한 식습관의 변화를 통해 독소로부터 자신의 몸을 지키는 것이 바람직한 것이다.

3) 독성은 질병의 주원인, 해독은 치료의 해결책

"늘 속이 더부룩하고 힘이 없습니다."

어깨가 축 늘어져 있는 채로 힘없이 걸어 들어온 K씨가 한 말이다. 그는 실제 그렇게 보였다. 지친 표정이 역력했고 무기력하게 보였다. 그는 계속해서 자신의 증세를 설명했다.

"지난3월에 갑자기 현기증이 나면서 호흡곤란을 느꼈습니다. 그래서 유명하다는 대형병원이나 한의원을 수차례 다녔습니다. 몸에서 갑자기 힘이 빠져버리는 느낌이 뚜렷한데, 병명은 없었습니다. 온갖 검사를 다 받았지만 신경성이나 스트레스라는 말뿐이었습니다."

나는 그의 말을 듣다가 중간에 짤막하게 한마디 했다.

"만성체증으로 인한 체증 독이 심한 상태입니다."

그는 고개를 끄덕이며 다시 빠르게 말했다.

"병명이 나오지 않아서 제가 인터넷 검색을 해보고 만성체증이 제 몸의 증세와 일치한다는 것을 발견했습니다. 그래서 찾아왔습니다."

나는 몇 년 전에 졸저 '만성체증이 내 몸을 죽인다.'는 책을 출간했던 적이 있다. 그 내용은 만성체증의 기전과 치료방법'에 대한 것이었다. 그 전까지는 '만성체증'이라는 개념에 대한 연구가 없었다. 하지만 해독에 대한 연구를 통해서 완치할 수 있는 기전을 밝혔었다. 그 후 인터넷상에 만성체증에 관한 검색어가 많아졌다. 그는 인터넷 검색을 통해서 만성체증을 발견하고 나를 찾아온 것이었다. 나는 그에게 자세히 설명해주었다.

"만성체증이 맞습니다. 체기의 독소로 인해 소화기의 기능저하가 되는 경우가 만성체증입니다. 증세가 다양합니다. 기능성 소화 장애나 스트레스, 신경성 등으로 진단되는 위장장애나 위장질환은 거의 만성체증에 해당됩니다."

그는 마치 한줄기 빛을 찾은 듯이 밝은 표정을 지으며 말했다.

"이 증세도 완치가 되는 것이겠죠? 그간 약도 많이 먹고 온갖 치료를 받았습니다. 하지만 효과가 없어 낙심하고 있었습니다. 유명한 전문의는 제 증상을 위염이라고 진단했습니다. 한데 식사를 할 때 속 쓰림이나 위통도 없는데 위염이라고 생각되지가 않았습니다."

나는 그를 보고 웃으며 말했다.

"맞는 말씀입니다. 심한 위염이라면 얼굴피부에 거칠고 시커먼 신호가 나타납니다. 피부상태가 이렇게 좋은 위염은 있을 수 없습니다. 그러나 만성체증은 얼굴피부나 몸의 상태와 무관하게 체증 독이 심해지는 것이라서 차이가 있습니다."

그는 고개를 끄덕이며 진지하게 물었다.

어떻게 치료를 하면 됩니까?"

"기본적으로 독소가 병의 주원인입니다. 체기로 인한 체증 독을 제거하면 만성체증은 자연히 치료가 됩니다. 해독이 주된 치료법입니다."

나는 그에게 한방해독요법을 설명했다.

<체증 독의 한방해독요법이란?>

음식독과 달리 체증 독은 해독이 반드시 선행되어야 한다. 체기로 인해 소화관이 수축되며 소화관내의 가스가 차고 음식찌꺼기가 독소로 변하기 때문이다. 그로 인해 변비가 생겨 변 독이 발생하고 혈이 탁해서 혈 독이 생기며 수분정체가 되어 수 독이 생긴다. 그 밖에도 증세에 따라 여러 독소가 발생하기 때문에 해독에 주의를 요해야 한다.

<체증의 대표적인 이상증세>
❶ 소화관의 수축과 기능저하 – 소화불량, 장내가스, 두통
❷ 체물로 인한 변 독과 수 독, 혈 독 – 숙변, 변비, 민감성 대장증후군
❸ 자율신경실조로 인한 무기력증 – 무기력, 호흡곤란, 심박세동
❹ 대사기능 저하로 인한 비만증 – 복부팽만감, 뱃살과 허릿살
❺ 에너지저하로 인한 만성피로감 – 어깨와 뒷목 결림, 사지무력증

<체증 독의 한방해독요법>
❶ 체증을 유발하는 음식을 선별하여 섭취하지 않는다.
❷ 소화관을 이완시키고 기능을 복원시킨다.
❸ 변 독과 뇨 독, 수독증 등의 독소를 해독한다.
❹ 대사기능을 정상화하는 해독요법을 실행한다.

❺ 에너지결핍을 보충하고 기운을 강화한다.

❻ 독소가 결집된 특정부위에 부항과 침 치료를 한다.

❼ 해독을 할 수 있는 식단, 해독약 차를 섭취하게 한다.

❽ 체증 독의 상태가 심하면 해독한약을 처방한다.

K씨는 한방해독요법을 통해서 건강을 회복했다. 그는 한방해독약 차를 즐겨 마셨다. 몸과 마음을 해독한다는 가벼운 마음가짐이었다. 하지만 그렇게 한방해독약 차를 즐기며 한방해독요법을 병행함으로써 그는 만성체증으로부터 벗어났다. 처음에 건강염려증이 생겨 불안해하고 힘들어하던 때와 비교해보면 큰 변화였다. 표정은 밝아졌고 쳐진 어깨가 올라가고 걸음걸이에 힘이 실려 당당해졌다. 그는 이렇게 말했다.

"힘이 없고 무기력하며 호흡장애를 느꼈던 때를 생각하면 아찔합니다. 만성체증이 독소를 만들어낸 것이 맞는 것 같습니다. 요즘은 제 몸에 독소가 사라진 것을 느낍니다."

대형병원에 예약을 하고 고가의 진료비를 지불했지만 효과를 보지 못했다. 그러나 그의 병명 없는 증세는 해독을 통해서 완쾌되었다. 독성은 그렇게 무서운 작용을 한다. 어떤 고가의 첨단장비도 체내 독소를 잡아내지 못하고 치료방법도 없다. 특히 체증 독의 경우엔 서서히 소화기를 잠식하기 때문에 특별한 원인을 발견할 수도 없다. 그럼에도 불구하고 독소가 제거되면 그 상태를 정확하게 느낄 수 있고 치료의 해결책이 될 수 있는 것이다.

4) 한방해독요법이 왜 필요한가?

해독요법을 소홀히 하는 것은 질병의 문을 활짝 열어두는 것과 다름없다.

질병을 치료한다는 것은 기본적인 전제가 해독요법이다. 또한 치료를 할 때 증상만 보는 것은 뿌리(해독요법)는 그냥 두고 잎사귀만 보는 것과 유사하다. 현재 건강한 체질이라고 해도 체내에 서서히 독소가 쌓이면 언젠가는 질병이 서서히 드러나게 된다. 진정한 건강관리는 해독요법으로부터 비롯되며 병약한 사람도 해독이 되면 건강을 회복할 수 있다. 그러므로 올바른 한방해독요법이 왜 필요한지를 알기 위해서는 우선 개념을 이해하는 것이 필요하다. 서양의학의 개념에 대한 한방해독요법의 이해와 정리를 보면 도움이 될 것이다.

<서양의학의 개념에 대한 한방해독요법의 이해와 정리>

❶ 대사기능 = 원기

세포에서의 에너지대사를 대사기능이라고 하고 한방해독요법에서는 원기라고 한다. 원기는 타고난 에너지, 기운이라는 뜻으로 대사기능과 의미가 동일하다. 그래서 예부터 원기가 떨어지면 보약을 먹었는데, 그 이유는 보약의 정기를 통해 독소의 사기를 몰아내는 효과가 있기 때문이다. 그래서 대사기능이 저하되었다는 것으로, 독소가 침습한 것으로 원기를 보강하면 해독이 자연히 일어난다.

❷ 자율신경 = 음양의 균형

자율신경은 교감신경과 부교감신경을 통제하는 신경시스템을 의미한다. 한방해독요법으로는 음양의 균형으로 음의 부교감신경과 양의 교감신경의 조화가 자율신경의 안정을 의미한다. 또한 음양의 불균형은 자율신경의 실조와 같은 개념으로 해독요법과 의미가 통한다. 그래서 음양의 균형이 잘 이루어진 상태가 건강하며 해독이 잘 되어진 상태이다.

❸ 교감신경과 부교감신경 = 음기와 양기

음기와 양기는 부교감신경과 교감신경의 상태를 나타낸다. 교감신경과 부교감신경의 이해를 할 수 있는 가장 간단한 명제는 다음과 같다. "스트레스는 교감신경을 항진시킨다.= 스트레스는 화(양기)를 일으켜 신경을 긴장시킨다. 휴식과 레저 활동은 부교감신경을 강화한다.= 휴식(음기)과 레저 활동은 신경을 이완시킨다." 해독기능이 좋으면 교감신경과 부교감신경이 안정되고 건강한 상태를 유지한다.

❹ 면역세포와 병원균 = 정기와 사기

면역세포, 백혈구, 항균, 항체를 정기라고 하며 병원균이나 바이러스 등을 사기라고 한다. 그래서 해독기능을 높여주는 것을 정기를 보한다고 한다. 또 병원균이나 바이러스 등을 몰아내는 해독능력을 사기를 쫓아낸다고 한다. 표현은 다르지만 의미는 동일하다. 정기의 개념은 몸을 건강하게 지켜주는 올바른 기운이며 해독과 같은 뜻이다. 또 사기를 몰아낸다는 것은 해독치료를 한다는 의미이다.

❺ 해독기능의 저하 = 음양의 불균형

한방해독요법으로 면역력 저하는 음양의 불균형의 상태를 의미한다. 서양의학적으로는 교감신경이나 부교감신경의 항진증이 음기와 양기의 불균형과 동일한 개념이다. 그래서 음기가 부족하거나 양기가 부족하다고 하면, 음양의 불균형으로 해독력 저하를 나타낸다.

❻ 호르몬과 신경계 = 정신

서양의학으로 내분비계의 이상과 신경계의 문제를 체질의학에서는 정신(精神)이라고 하여 호르몬과 신경계의 작용을 나타낸다. 정(精)은 호르몬을 뜻하며 신(神)은 신경계를 나타낸다. 그래서 해독에 영향을 미치는 요소 중에서 정(精)을 보하는 정력제과 신(神)을 보하는 신경안정제의 보약이 있다.

❼ 산소 및 활성산소와 혈액 = 기혈

기혈순환은 산소 및 활성산소의 기(기체에너지)작용을 나타내는 해독작용과 관계가 깊다. 산소의 작용을 정기라고 하며 건강의 기준으로 삼는다. 활성산소를 탁기라고 하여 어혈이나 각종 염증의 원인이라고 밝히고 있다. 또한 혈액은 어혈, 빈혈, 혈허, 청혈 등으로 혈중 영양소가 건강에 절대적인 중요성이 있다는 것을 강조하고 있다.

❽ 해독요법 = 체질개선

해독력은 곧 체질의 상태를 나타내며 건강상태를 뜻한다. 그래서 해독요법은 곧 한 사람의 체질을 개선하는 것을 의미한다. 체질을 개선한다는 것은 '생화학적 특이성과 기능적 편차'를 바로 잡거나 업그레이드하여 해독기능을 강화하는 것을 뜻한다. 따라서 해독요법과 체질개선은 동일한 의미로 사용된다.

한방해독요법은 체내에 쌓인 독소와 해로운 노폐물들을 몸 밖으로 내보내는 치료방법이다.

독소와 노폐물이 몸에 축적되면 자연히 면역력도 저하되어 질병에 쉽게 노출되기 때문이다. 그렇기 때문에 한방해독요법은 반드시 필요한 건강관리의 필수조건이다. 대사기능을 비롯한 자율신경 등의 이상은 심각한 면역력 저하를 유발하며 질병의 원인이 된다. 따라서 한방해독요법으로 몸의 독소를 배출하고 신진 대사를 원활하게 순환 시켜주며 면역력을 높이는 것이 최상의 건강법인 것이다.

5) 동종요법과 한방해독약 차의 원리

동종요법(Homeopathy)은 그리스어 '유사(Homoios)'와 '질병(Pathos)'의 합성어다. 200여 년 전부터 전 세계적으로 많이 사용되고 있는 건강요법이다. 영국 왕실, 마하트마 간디, 테레사 수녀, 존 록펠러, 가수 티나 터너 등이 인정하고 후원한다. 이들이 이 요법을 인정하고 후원하는 이유는 탁월한 효과가 있기 때문이다. 영국의 찰스 황태자가 국립 동종요법 전문병원에서 치사하는 장면이 방영된 적도 있다. 그로 미루어보면, 영국은 국비로 병원을 세울 정도로 인지도가 높다는 것을 나타낸다. 실제 동종요법은 세계적으로 5억 명 이상이 치료를 받았고 치료 효과를 보는 환자는 70~80%인 것으로 보고되었다.

<동종요법이란?>
동종요법은 1796년 독일 의사 사무엘 하네만이 처음으로 발견했다. 그는 남미와 유럽에서 말라리아 치료제로 사용되던 킹코나 껍질(Chinchona Bark)을 건강한 사람에게 쓰면 오히려 말라리아와 유사한 증상이 유발되는 것을 보고 동종요법을 연구하기 시작했다. 특정 증상을 유발하는 물질이 그 증상을 겪고 있는 환자에게는 치료제로 작용할 것이라는 원리에서 착안했다. '원인물질을 이용해서 그 원인

을 제거한다. 혹은 유사한 것으로 유사한 것을 치료한다.' 유사원리가 그것이다. 그래서 동종요법은 환자증상과 유사한 증상을 일으키는 약제를 투여해 질병을 치료한다. 또 현대의학처럼 질병 자체를 치료하는 것이 아니라, 환자 심리 상태까지 고려해서 신체 항상성이나 균형을 회복시키는 것을 목표로 한다. 그래서 동종요법 진료시간은 2시간 정도로 길다. 환자의 질병 상태는 물론 말, 행동, 외모, 특성 등을 기반으로 적합한 치료약을 처방하는 것이 특징이 있다.

<동종요법의 대표적인 3가지 원칙>

❶ 유사원리는 특정 증상을 유발하는 약제의 증상으로 유사증상의 환자를 치료한다.
❷ 단순원리는 단순하게 한 가지 약제만 투여해 약제 효과를 기대한다.
❸ 극소량원리는 부작용을 최소화하기 위해 약을 최소량 혹은 극소량만 투여한다.

동종요법은 주로 만성적인 증상이 있을 때 사용하는 경우가 많다. 예를 들면, 불량이나 과민성장증후군 등이 있을 때, 알레르기 약을 복용해도 잘 낫지 않을 때, 감기에 잘 걸리고 복통이 나타날 때 등 주로 만성적인 증상이 있을 때 동종요법을 쓴다. 흔히 증상이 50% 정도 완화되면 치료 효과가 있다고 본다. 동종요법을 받은 환자 대부분은 동종 약을 한두 달 복용한 후 증상이 60% 정도 완화된다. 이러한 동종요법에 대해서는 BC 4세기경 히포크라테스는 "질병은 유사한 종류 때문에 발생하며 그 유사한 종류를 적용시킬 때, 그 질병은 치료된다."고 함으로써 동종요법의 원리를 이미 설파한 적이 있다.

<한방해독약 차에 적용되는 동종요법과 이종요법>

한방해독약 차의 원리는 동종요법과 이종요법을 동시에 적용한다. 동종요법은 우리 조상들이 이미 사용했던 원리로 '이열치열'과 '이독치독'으로 알려져 있다. 열로 열을 치료하는 것이나 독으로 독을 치료하는 원리는 한방에서도 오래전부터 생약에 적용되는 원리이다. 조선시대 의학자이자 재상까지 지낸 허미수의 일화를 보면 그러한 원리가 나온다. 허미수가 우암 송시열과 대립적인 관계에 있을 때 일이다. 하루는 우암 선생의 아들이 찾아와 아버지의 약을 처방해 달라고 했다. 애초 그의 아들은 정적인 허미수에게 처방을 받는 것을 반대했다. 하지만 우암 송시열선생은 자신의 병을 고칠 수 있는 사람은 허미수 뿐이라며 아들을 보냈다. 허미수 선생은 우암 송시열선생의 아들에게 극독으로 사용하는 비상 한 냥을 사서 따뜻한 물에 녹여 먹으면 낫는다고 말해주었다. 그 아들은 의심을 했지만 우암 송시열 선생은 비상을 마시고 병이 깨끗이 나았다. 그 일화에서 알 수 있듯 극독도 약이 될 수 있다. 그러한 원리는 해독원리에도 적용된다. 한방해독약 차는 독소를 제거하기 위해 동종요법과 이종

요법을 병행한다. 이종요법은 열의 독소가 심할 때, 냉한 기운의 약재를 사용하여 중화시키는 요법이다. 이종의 뜻 그대로 '전혀 다른 성질'로 중화를 시키는 개념이다. 따라서 한방해독약 차는 동종요법과 이종요법이 함께 적용되어 체질과 무관하게 누구나 건강하게 만들 수 있다.

<한방해독약 차의 대표적인 5가지 원칙>

❶ 유사성 원리는 특정 독소를 유발하는 약제의 성분으로 체내 해독의 기능을 회복시킨다.
❷ 최소량 원리는 차 본연의 맛과 향을 살릴 수 있게 최소량으로 몸과 마음을 맑게 해독한다.
❸ 반대성 원리는 특정독소와 반대되는 약제의 성분으로 중화하여 인체의 생리를 최적화다.
❹ 복합성 원리는 단방(한 종류)도 있지만 복 방(두 종류 이상)으로 해독 시너지 효과를 높인다.
❺ 영양성 원리는 신경전달물질을 도와주는 성분과 미네랄 등을 통해 독소배출을 가속화다.

이상의 원칙에서 보면, 한방해독약 차는 유사성 원리의 동종요법과 반대성 원리의 이종요법, 영양요법이 적용된다. 1항과 2항의 유사성 원리와 최소량 원리는 동종요법과 같지만 '이열치열' '이독치독'에서 언급했던 한국의 전통적 방법이다. 3항과 4항은 한방의 원리로 이 종요법이다. 단, 4항의 복합성 원리는 몸의 유기적 작용 때문에 복 방이 필요하다. 예를 들면, 간과 폐가 동시에 약하면 간에 좋은 오가피와 폐에 좋은 길경을 함께 사용해야 하는 것과 같다. 몸은 유기체이다. 서양의학의 육체는 국부적 기질을 중심으로 하기 때문에 거의 모든 약물이 단방이다. 한 가지 화학적 성분을 사용하지만 체질의학은 몸의 유기체적 작용성으로 인해 복 방을 사용한다. 5항은 현대의 임상영양학적 요법이다. 인체는 특정 영양성분이 결핍되어도 해독을 하지 못한다. 영양 불균형이 병인이 되는 경우도 많다. 그렇기 때문에 미량영양소인 미네랄 등을 보충하는 것이 좋다.

다시 강조하지만 한방해독약 차는 '차'이기 때문에 특정해독을 위한 약재가 최소량이다. 동종요법의 극소량의 원리에서 보듯, 인체는 그 동종의 메시지를 받으면 그 메시지가 아무리 극소량이라고 해도 해독을 하며 면역기능이 강화되는 특성이 있다. 예를 들면, 계피차를 마실 때, 그 양이 적다고 해도 극미량의 성분이 뇌에 전달되면 뇌는 인체의 혈관 총길이 120,000km를 확장시킨다. 양약의 작은 알약하나가 심한 통증을 멈추는 기전과 같다. 이러한 원리로 보면, 한방해독약 차는 몸과 마음을 정화하는 차 문화의 혁신이다. 차의 맛과 향을 즐기며 해독을 한다는 것은 얼마나 멋진 일인가. 동종요법에서 보듯 물을 많이 넣고 희석을 해도 해독은 나타난다. 약처럼 성분이 진하거나 용량을 지키려하는 것보다 차를 즐기는 마음이 더 중요하다. 나는 이글을 쓰는 지금 이 시간에도 한방해독약 차를 연거푸 마시고 있다. 차 한 잔의 여유와 풍미를 곁들이며 몸과 마음을 해독하고 있다. 따라서 몸과 마음을 해독하는 한방해독약 차로 삶의 활기를 찾는 것이 바람직한 것이다.

2. 한방해독요법의 이해와 활용

1) 9미터 소화관은 해독의 최전방

< 9미터에 달하는 소화관은 독소가 쌓이기 쉽다. >

입- 식도- 위장- 12지장- 소장- 대장- 직장- 항문에 이르기까지 외부의 물질을 흡수하여 소화하기 때문이다. 그래서 독소의 대부분은 소화관을 중심으로 몸속으로 침습한다. 이들 소화관은 다른 장기와 달리 물질과 직접 접촉한다. 그렇기 때문에 독소에 노출되기 쉽고 오염이 되면 다른 장부에 영향을 미친다. 또한 장은 제 2의 뇌라고 일컬어질 정도로 작용력이 강하다. 소장은 약 7미터이며 대장은 약 1.5미터지만 신축성이 좋아 많이 늘어날 수도 있다. 특히 소장은 길이에 비해 표면적이 어마어마하게 넓다. 성인 한 사람의 소장을 다 펼쳐 놓으면 그 흡수 면적이 200제곱미터로 복식 테니스장보다 조금 더 넓은 정도

이다. 그런 정도의 길이와 면적이니만큼, 거의 모든 독소가 장내에 잠복하여 병을 만든다고 해도 과언이 아니다. 따라서 소화관에 독소가 없고 깨끗하면 질병이 발생할 수가 없다.

<소화관과 음식물의 관계>

음식유입 - 입과 식도

*입 – 입술은 음식의 선택을 하며 혀는 맛을 보며 침샘에서 침을 분비하여 볼의 구강 근육이 섞어주면 치아가 맷돌 방식으로 고루 분쇄하여 연하작용을 한다.

*식도 – 입에서 잘게 부수어진 음식이 식도를 통해 위장으로 내려간다. 이 때, 폭식으로 인해 대충 분쇄된 음식물이 있으면 식도는 거부작용을 한다. 또한 심한 스트레스나 긴장감 등으로 식도가 수축된 상태에서 음식물이 들어오면 체증을 유발한다. 식도는 음식유입의 통관문으로 세관처럼 엄격히 검열하여 수축과 이완작용으로 거부하거나 통과시킨다.

음식소화 - 위장과 12지장

*위장 – 음식을 분해하며 비어 있으면 수축작용을 하고 음식이 들어오면 위액을 분비하며 연동운동을 한다. 위액은 염산, 정맥 및 효소의 혼합액으로 하루 분비량은 1~2ℓ이다.

*12지장 - 담즙으로 지방의 연화작용을 하며 췌액으로 소화를 시킨다. 실질적인 소화작용을 담당하며 췌장의 기능과 연계되어 소화효소를 받아 소화를 시키는 작용력이 강하다.

음식흡수 - 소장과 대장

'제2의 뇌'인 장은 뇌의 지배를 떠나 스스로 음식물을 배출하거나 흡수하는 기능을 갖고 있다. 그만큼 장은 중요하기 때문에 독립적인 판단 능력을 갖추고 있다.

*소장 - 분절운동을 통한 소화 작용이 일어나며 90%의 영양소는 소장을 통과하는 동안 흡수된다. 링모양의 환상근이 수축과 이완을 반복하여 음식이 소화액과 잘 혼합하도록 한다. 주로 위와 12지장에서 소화되지 않는 음식물을 유산균으로 소화를 시키는 작용을 한다.

*대장 - 소화되고 나온 음식찌꺼기의 수분과 전해질을 흡수하고 단단한 변을 만드는 역할을 한다. 대장 내의 유산균으로 영양분을 발효시켜 진액을 흡수한다. 그런데 이 과정에서 장 내 유해균이 많아지면 부패가 일어나면서 독소가 발생하게 된다.

음식배출 - 직장과 항문

* **직장** - 결장에서 직장으로 대변이 이동하면서 몸은 강한 변의를 느끼게 된다. 직장은 대변을 항문으로 배설하기 전에 일시적으로 저장하는 역할을 한다. 대변이 직장에 차면 배변을 한다.

* **항문** - 소화기관의 터미널로서 건강의 요체인 쾌변을 좌우하고 가스를 내보내는 출구이다. 이 기능은 항문의 근육과 혈관, 신경 등이 서로 유기적 협조 아래 각기 제 기능을 다한다.

9미터의 긴 소화관은 제각기 특정장부와 연결되어 대사기능을 수행한다. 그래서 위장의 소화불량이 생겼는데 피로하며 간장의 이상 징후가 나타난다. 또 대장의 기능이 좋지 않았다고 신장과 피부의 질환이 생긴다. 전혀 무관할 것 같은 소화관과 내장의 상응관계는 독소로 인한 질병의 위험성이 얼마나 심각한지를 가늠하게 한다.

"민감성 대장증후군에 시달리는데 왜 피부트러블이 일어나죠?"

이런 질문에 대한 과학적인 답변은 대장과 신장, 피부의 기능이 연계되어 있다는 것이다. 그렇기 때문에 체내 독소의 위험성은 장부의 연결 관계를 이해하는 것이 바람직한 것이다.

<소화관과 장부의 연결 관계>

* **심장 - 소장** : 심장의 기능이 저하되면 소장에 이상이 생긴다.

* **간 – 식도** : 간의 기능이 저하되면 식도의 이상이 생긴다.
* **비장(췌장) – 위장** : 비장(췌장)의 기능이 저하되면 위장의 이상이 생긴다.
* **폐 – 십이지장** : 폐의 기능이 저하되면 십이지장에 이상이 생긴다.
* **신장 – 대장** : 신장의 기능이 저하되면 대장과 피부에 이상이 생긴다.

이들 소화관과 장부의 관계는 서로 상호의존적이다. 그래서 반대로 소화관의 독소가 축적되면 해당 장부에 이상이 생긴다. 특히 독소가 침습하여 소화관에 이상이 생기면 즉각적으로 해당 장부의 기능에 문제가 생긴다. 예를 들면, 소장의 기능에 문제가 생기면 즉시 심장의 기능이 저하된다. 자동차로 비유하면 소장(연료주입구)에 이상이 생기면 엔진(심장)의 작동이 떨어지는 것과 같다. 또 위장의 소화불량이 나타나면 비장의 기능에 이상이 생긴다. 피로하고 불안하며 생각이 많아진다. 그렇기 때문에 해독의 중심은 소화관이다. 주변에서 보면 소화불량으로 인해 힘이 없고 불안, 초조감을 느끼며 무력증을 느끼는 사람이 흔치 않다. 그들은 단지 소화불량에 걸렸지만 심장을 비롯한 장부의 기능이 저하되어 있는 상태가 된 것이다. 그래서 소화관이 면역력의 70%이상을 차지한다는 말이 있다. 따라서 한방해독약차의 요체는 소화관이다. 외부에서 유입되는 음식물이 소화관을 통과하기 때문에 당연한 원리인 것이다.

2) 해독의 삼총사 - 효소와 미네랄, 비타민

　인체는 효소농장이다. 효소를 생산해내기 위해서는 농장을 관리하는 것처럼 주의가 필요하다. 효소는 무한하게 존재하는 것이 아니라, 일정량의 한정이 있기 때문이다. 그렇기 때문에 외부에서 효소를 잘 배양하려면 적당한 온도, 배양액의 적절한 염기도, 적당한 습도 유지, 지속적 영양 공급이 이루어져야 한다. 효소는 체내에서 계속 생성되지 않는다. 나이가 들수록 효소 소모율은 높아지고 생산량은 상대적으로 줄어든다. "젊을 때는 돌도 소화한다."는 말은 효소가 왕성하다는 것을 나타낸다. 나이가 들수록 효소 소모율이 높아 생성량을 초과하기 때문에 점점 대사기능과 소화기능이 저하되는 것이다. 그렇기 때문에 체내의 독성이 심해지면 효소의 생산과 조절력 파괴를 가져올 수 있다. 지나친 음주나 화학물질의 유입, 신경안정제나 항생제 남용 등은 효소생산과 조절력에 독소로 작용한다. 또한 외부의 한랭, 온열, 대기오염 등의 독소는 체온과 염기도에 변동을 일으켜 효소활동을 방해하는 요소가 된다. 인체의 생화학적 작용에 있어서 효소는 매우 중요한 역할을 한다. 생체의 모든 화학반응에는 효소가 관여하기 때문이다. 체내의 세포조직, 기간, 장기 등에서 촉매기능을 하며 생체활동을 억제하거나 통제하고 조절한다. 모든 생화학적 반응인 대사기능과 소화기능의 핵심적 작용을 한다. 또한 효소에 의

해 미세 세포의 어떤 신호의 전달과정에서 전자기적 미약 에너지의 변화를 조절하기도 한다. 특히 효소는 물질의 분해와 합성뿐 아니라, 독성제거의 해독에도 촉매기능으로서 억제 및 촉진을 통해 통제와 조절작용을 한다. 따라서 해독에서 절대로 뺄 수 없는 요소가 효소라고 할 수 있다.

<소화기의 대표적인 효소의 종류>
위액의 효소

위액은 염산과 단백질 분해효소가 혼합되어 있다. 염산과 단백질 분해효소에 의해 대부분의 세균은 해독이 된다.

- **펩신** : 단백질 분해효소이다. 위장은 주로 단백질을 소화한다.
- **레닌** : 우유를 응고시키는 효소로 유아에게 공복감을 느끼지 않도록 한다. 성인은 레닌이 없다.
- **리파아제** : 타액에 섞인 지방 분해효소로 섭취된 지방의 30%정도를 소화시킨다.

췌장의 효소
- **트립신** : 단백질을 분해하는 효소이다.
- **아밀라아제** : 탄수화물을 분해하는 효소이다.
- **리파아제** : 지방을 분해하는 효소이다.

**간장의 효소*

· **지오티(GOT)와 지피티(GPT)**: 간세포에 존재하며 간염이나 황달 등 간 기능에 이상이 생기면 혈액 속으로 유출된다. 간염 환자의 혈청 지오티(GOT)와 지피티(GPT)는 간이나 담의 이상시 혈액 속에 그 혈청 효소의 활성 값이 상승하는 것을 보고 간의 상태를 진단한다.

· **감마-지피티(GOP)**: 알코올에 의한 간장애 시에 그 활승치가 상승한다.

효소의 대표적인 작용은 1. 체내환경 정비, 2. 항염증작용, 3. 항균작용, 4. 분해작용. 5. 혈액 정화작용. 6. 부활작용 등이 있다. 이러한 해독작용은 소화관의 해독작용과 더불어 면역력을 높이는 결정적인 작용을 한다. 그러나 효소는 미네랄이 결핍되면 작용력이 저하된다. 따라서 미네랄과 효소, 비타민은 반드시 함께 섭취하는 것이 효과적이다.

<생체의 균형을 잡아주고 면역력을 높이는 미네랄의 효능>

미네랄 미량 원소의 균형이 파괴되면 병이 발생한다.

인체의 정상적인 기능발휘는 미네랄과 미량 원소의 섭취 정도에 의존한다고 해도 과언이 아니다. 미네랄 원소의 균형은 체내의 생화학 과정과 면역 기능에 영향을 미친다. 또한 성기능을 유지하게 하며 호르몬을 만들고, 세내 PH를 최적의 약알칼리성으로 유지한다. 그 밖에도 미네랄은 세포의 삼투합 작용을 조정해 세포가 활동하기 쉽게 하고 혈당치를 내려주며 세포까지 보낸다. 또 활성산소를 제거하고 항암작용을 한다.

<미네랄과 효소 및 비타민의 관계>

미네랄은 효소를 구성하거나 효소를 활성화한다. 또한 비타민을 구성하거나 비타민의 활동을 돕는 작용도 있어 미네랄은 효소와 비타민의 활성화에 절대적인 작용력을 지니고 있다. 따라서 미네랄의 결핍이 없어야만 효소와 비타민의 활성화가 제대로 이루어지고 해독 기능이 높아진다. 효소와 미네랄, 비타민의 삼총사가 해독을 하는 절대적 역할을 하는 것이다.

어떤 증세이거나 원인을 정확히 진단한다는 것은 중요하다. 한방 해독약 차로 고쳐지는 증세가 있고 미네랄만으로 고쳐질 증세가 있다. 또 비타민C만으로도 약이 될 때가 분명히 있다. 그런데 중요한 것은 해독력을 높이는 필요충분의 조건에서 미네랄이 중심이 된다는 점이다. 그래서 한방해독약 차의 해독은 주로 한약재와 비 정제 흑설탕에 풍부하게 함유되어 있는 미네랄 성분을 중심으로 이루어진다. 해독작용을 통해 미네랄을 활성화하여 효소, 비타민과 더불어 몸과 마음을 맑게 정화한다는 점이다. 따라서 한방해독약 차를 통해 미네랄과 효소, 비타민을 활성화하는 것이 건강한 몸과 건전한 정신의 초석이 되는 것이다.

3) 면역시스템을 지키는 해독요법

<면역시스템은 소화관을 중심으로 작용한다>

면역력의 70%가 장에 집중되어 있다. 장은 인체에서 해독과 동시에 면역을 담당하는 최대의 기관이다. 장 점막의 25% 정도가 면역기관인 림프조직이고 장의 B세포에서는 항체의 70%를 생성한다. 그러나 장의 작용력은 심장의 기능과 밀접한 관계가 있다. 심장을 중심으로 장의 작용력이 강해지기도 하고 약화되기도 하기 때문이다. 그렇기 때문에 면역시스템을 강화하기 위해서는 우선 심장의 작용력과 비장의 면역조절력을 아는 것이 필요하다.

✽ 심장의 작용력

체질의학에서 심장은 심토(心土)라고 하여 인체의 핵심이다. 심장의 기능은 인체의 엔진으로 자연 치유력과 면역력의 도와주는 핵심적 작용을 한다. 또한 심장은 비장과 밀접한 관련성을 지니며 면역력을 결정하는 요인으로 작용한다. 심장과 비장을 중심으로 하는 소화기관이 인체의 면역체계의 핵심이기 때문이다.

✽ 비장의 면역조절력

비장은 혈액순환계 내의 가장 큰 말초 임파조직이며 일부 조혈기능이 있다. 오래된 적혈구와 혈액 내의 불필요한 물질을 걸러내는 혈액 정화작용을 한다. 또한 항체를 생산하는 면역기능을 담당하며 림프절과 똑같이 혈액 중의 세균을 제거한다. 비장은 최대의 림프절로서 T임파구, B임파구가 항원이나 항원제시세포와 접촉하여 성숙하고 기능을 감당하는 중요한 작용을 한다. 그 밖에 출혈이나 운동, 정신적 긴장이 계속될 때에는 비장은 수축해서 작아지면서 저장 중인 혈액을 혈류 속으로 방출한다. 비장에 관한 연구로, 최근 면역체계의 반응을 조절하는 기능도 수행한다는 새로운 사실도 밝혀지고 있다.

이러한 심장과 비장의 기능을 중심으로 소화관의 면역이 이루어진다. 인체는 면역세포를 생성하여 나쁜 균이 체내에 침습하지 못하도록 한다. 또한 나쁜 균을 제거하여 원래의 세포상태로 회복시킨다. 그렇기 때문에 해독은 체내 독소를 제거하여 나쁜 균이 침습할 수 없는 환경을 만들어 면역력을 도와주는 작용을 한다. 그렇게 해독과 면역력은 필수적인 관계에 있다. 면역력에 관한 한 한방해독요법은 현대의학과 다른 점이 있다. 또 중국에서 발상된 한의학과 한국의 체질의학에도 일정한 차이가 있다. 면역력에 관한 한의학과 체질의학의 차이점은 다음과 같다.

<면역시스템과 해독요법에 관한 한의학과 체질의학의 차이점>
*한의학의 동의보감

전통적인 한의학은 "빈 것이 모든 것을 살린다(無用之用)"는 노자의 견해를 따라 소화관을 토(土)로 삼는다. 인체에서 빈 곳은 입에서 항문에 이르는 긴 소화관이이기 때문이다. 토(土)는 인체의 중심을 뜻하며 영어로는 센터(Center)로 구심점이라는 뜻이다. 팽이가 축을 중심으로 돌거나 지구가 지축을 중심으로 돌듯이 체내 중심에 있는 소화관에 문제가 생기면 몸의 균형이 깨져서 건강에 문제가 생긴다고 여기는 원리이다. 이는 소화관이 병의 원인 혹은 면역력의 중심이라는 의미를 내포한다. 또 모든 병리 설을 정기신(精氣神)의 논리로 풀며 보사의 원리를 적용했다. 또한 치료에 있어 정과 신, 기가 허하면 보하고, 지나치면 사하는 방법으로 약리 설을 구성한다.

*체질의학의 동의수세보원

체질의학은 '심(心)'을 중심의 토(土)로 삼는다. 이는 심토(心土)를 중심으로 '생화학적 특이성'과 '기능적 특이성'의 개념을 구성하며 면역의 핵심으로 삼는 것을 뜻한다. 달리 표현하면 이러한 '생화학적 특이성이나 기능적 특이성'은 심(心)이 핵심적 역할을 하는 기능을 규정한다. 또한 심(心)은 두뇌와 심장을 뜻하는 것으로 그 기능이 면역력이나 자연 치유력과 관련이 있다는 논리의 일관성을 확보하고 있다. 따라서 체질의학의 병리 설은 두뇌와 심장을 중심으로 하는 개별적 면역력을 전제로 한다. 또한 체질의 생화학적 특이성이나 기능적 특이성의 편차가 면역력을 떨어뜨리고 병을 만들기 때문에 원인치료를 하는 방법으로 약리 설을 구성한다. 단, 동의수세보원에는 면역력이라는 용어는 없다. 하지만 체질이나 마음(스트레스), 섭생(식생활과 생활습관), 체질개선이라는 용어가 곧 면역력과 동일한 원리인 것은 분명한 사실이다.

＊한방해독약 차는 기본적으로 체질의학의 원리를 적용한다.

그 이유는 두뇌와 심장을 중심으로 비장의 기능을 통해 소화관 중심으로 면역력이 이루어지기 때문이다. 실제 한방해독약 차의 원리는 뇌와 심장을 중심으로 소화관의 기능을 강화하는 것이 기본적으로 효과적이다. 소화관은 각 장부와 연계되어 작용하기 때문에 뇌와 심장을 중심으로 해독력이 강화된다. 특히 한방해독약 차의 기전은 체질의학의 원리로 뇌와 심장을 중심으로 하고 소화관의 기능이 이루어지기 때문이다. 실제로 해독약 차의 유입경로를 보면 뇌와 심장이 중심적 작용을 한다. 해독약 차의 체내 유입경로는 입- 소화기- 간- 심장-두뇌명령- 혈관 - 전신으로 전달된다. 또 배설 경로는 두뇌명령-심장- 신장배설(소변)- 장배설(대변)- 호흡(가스)- 땀, 침, 눈물, 콧물, 젖(우유),기관지의 분비물(가래) 등이다. 이로 미루어보면, 면역시스템의 장부인 간장, 신장, 비장, 폐장의 중심은 두뇌와 심장이므로 한방해독약 차의 기전도 그에 준한다. 따라서 한방해독약 차는 두뇌와 심장을 중심으로 소화관의 해독을 통해 오장육부를 정상화함으로써 면역시스템을 강화할 수 있는 것이다.

4) 비바람과 독소를 이겨낸 한약재의 해독효과

한약재에 관한 불편한 오해를 하는 사람들이 의외로 많다. 현대에 이르러선 한약 반대세력들에 의해 악의에 찬 허위사실도 많이 유포된다. 대표적으로 다국적 기업의 다단계, 네트워크 마케팅, 거대한 의료 시스템 등 한약재의 반대세력들의 공격이다. 그들은 자연의학으로서 탁월한 효과가 있는 한약재를 폄하하거나 노골적으로 공격한다. 그러나 한약재는 수 천 년의 임상경험과 검증이 녹아있는 탁월한 효과가 있다. 부작용이 없으며 생약으로 해독과 면역력을 높이는 작용력이 뛰어나다. 따라서 한약재의 탁월한 효과를 모르는 것은 불행한 일이다. 한약재의 해독효과를 이해하기 위해서는 한약에 관해서 바르게 아는 것이 필요하다.

〈한약재에 관한 불편한 오해와 진실〉

❶ 여름에 한약을 먹으면 땀으로 배출되어서 효과가 없다.

여름에 한약을 먹고 땀으로 독소배출이 되면 오히려 효과가 좋다. 한약재의 효과는 독소배출과 관련성이 깊다. 양약의 기전은 신경계를 자극하거나 생체화학적인 작용을 하게 한다. 하지만 한약은 땀으로 독소배출을 하는 효과가 있어 훨씬 효과가 있다.

❷ 한약을 오래 먹으면 간과 신장이 나빠진다.

일부 한약 반대세력들이 만들어낸 악담이다. 서양의학은 간수치를 보고 관리만 하는 치료를 한다. 하지만 한약은 간장의 치료제가 있고 오히려 간을 보호하기 때문에 오래 먹으면 간이 그만큼 더 튼튼해질 수 있다. 신장의 경우도 마찬가지다. 한약은 양약과 달리 오히려 간과 신장의 기능을 복원시키는 효과가 뛰어나며 망가지게 하는 독성은 없다. 나는 한방해독약 차를 매일 즐겨 마신다. 또 가끔씩은 한방해독약 차의 대량요법으로 하루에 10팩씩 3일 만에 30팩 한재를 복용하기도 한다. 하지만 지금까지 단 한 번도 양방병원에 가서 건강검진을 받거나 양약을 먹어본 적이 없다.

❸ 한약은 효과가 느리고 먹기가 불편하다.

양약의 진통제와 항생제, 신경안정제는 원인에 관한 치료제가 아니다. 통증을 멈추게 하거나 증상을 완화시키는 작용이 우선한다. 근본적인 치료를 하는 것보다 체내의 특정증세를 생화학적으로 컨트롤하기 때문에 효과가 빨리 느껴진다. 그러나 한약재는 그런 생화학적 효과가 아니라 독소를 제거하기 때문에 효과가 느릴 때도 있다. 또 온갖 치료를 받고도 효과를 못 본 만성질환의 경우, 마지막 단계로 한약을 복용하기 때문에 효과가 느릴 수도 있다. 그러나 독소가 제거되면 면역력이 강화되기 때문에 원인치료가 된다.

❹ 한약재에 중금속이 함유되어 있을 수 있다.

한약을 허브라는 관점에서 보면 식물의 잎에 해당하는 약초(藥草)이다. 그래서 잎에서 잔류 농약이나 환경적 중금속이 흡착될 수 있다고 생각할 수 있다. 그러나 한약의 핵심은 약목(藥木)으로 약성이 있는 나무뿌리와 껍질, 가지의 부위이다. 그러니 수백 년을 살 수 있는 식물의 나무뿌리나 껍질, 가지에 어떻게 중금속이 함유될 수 있겠는가. 나는 한약재로서 약초의 마른 잎 종류는 특별히 검증된 것만 사용한다. 잎에는 벌레가 잘 생기며 외부 환경오염이 될 수 있으며 잎은 기껏해야 1년 이내로 갈이를 하는 정도로 생명력이 짧기 때문이다. 그래서 한방해독약 차는 주로 중금속이 함유될 수 없는 생명력이 100년 이상인 나무뿌리, 껍질, 줄기를 약재로 사용한다. 따라서 나는 지금까지 20년을 매일 하루도 빠지지 않고 한약재를 먹거리보다 더 안심하고 복용한다.

<한방해독약 재의 효과>

❶ 생체를 정확하게 조절하고 독소를 제거한다.

해독약 차의 처방은 보조와 대비가 어우러져 있고 맛과 향기가 잘 배합되어 있다.

'몸에 해로운 것은 달고 몸에 좋은 양약은 쓰다.'는 말은 한방해독약 차에는 해당되지 않는다. 해독약 차는 효능을 서로 상승시켜주는 보조와 균형을 잡는 대비가 절묘하게 이루어져 있다. 이러한 배합원리로 플러스작용과 마이너스작용을 제로로 만든다. 그렇게 되면 몸에는 해를 주지 않고 해독작용을 하며 생체기능을 조절한다. 이러한 약물배합의 정교함은 독소배출과 대사기능을 정상화한다. 그리고 효능을 다한 약성은 체외로 배출한다. 일반적으로 생각하는 '한약을 복용하면 살이 찐다?'는 오해는 잘못된 것이다. 특히 해독약 차는 영양제와 같은 영양물질이 아니다. 커피를 마셔도 살이 찌지 않는 이치와 같다. 자연의 성분으로 생체의 기능을 정상적으로 돌아가게 하며 해독을 하는 효과가 있을 뿐이다.

❷ 인체의 원기(대사기능)을 정상유지하며 해독기능과 면역력을 강화한다.

한약재는 생명력이 강한 물질로 이루어져 있다. 비바람과 모진 풍파, 혹독한 추위와 더위에 시달리면서도 정상적인 원기(대사기능)를 지닌 물질들이다. 그래서 한약재에는 생존을 위한 해독과 면역의 성분이 다량 함유되어 있다. 어떤 악조건 속에서도 살아남을 수 있는 조건이 충족되어 있다. 원기(대사기능)이 정상 유지되어야 하며 해독기능과 면역력이 강해야 하기 때문이다. 예를 들면, 서양의학의 약리학은 한 가지 병증에 한 가지 처방과 효능이 있다. 그러나 한약재는 하나의 처방으로 상반되는 증상을 동시에 해결하는 것이 가능하다. 그 이유는 인체의 원기(대사기능)이 정상유지 되도록 하며 해독기능과 면역력을 강화하기 때문이다. 한방해독약 차의 경우도 마찬가지이다. 맛과 향을 즐기면서도 인체의 원기(대사기능)을 정상유지하며 해독기능과 면역력을 강화함으로써 몸과 마음이 맑아지며 건강해지는 것이다.

❸ **진하고 쓴 고유의 맛과 단맛의 조화로 해독효과가 있고 몸과 마음을 맑게 정화한다.**

진하고 쓴 맛이 느껴져야만 효과가 좋은 것은 아니다. 한방해독약 차의 해독효과는 성분이 결정한다. 한약이 진해야 하고 쓴맛이 느껴져야 하는 이유가 있다. 예전엔 한약 추출기가 없었고 단맛을 내는 약재가 없었기 때문이다. 최고로 단맛이 나는 수준이 감초였다. 약방의 감초라는 말도 있듯, 그것이 유일한 단맛과 중화작용을 하였기 때문에 맛이 쓸 수밖에 없었다. 그러나 지금 시대는 개념이 다르다. 당분의 공급이 풍부해져서 대부분의 어린이용 한약이 진하고 쓰지 않고 달다. 그래서 한방해독약 차도 진하지 않고 쓰지 않으며 꿀과 흑설탕의 당분을 통해 차의 맛을 낸다. 달고 향긋하며 맛이 있다. 해독약 차의 진정한 효과는 약 색깔의 농도나 쓴맛에 있는 것이 아니다. 몸과 마음의 독소를 효과적으로 제거하는가에 달려 있다.

한방해독약 차의 맛과 효과가 탁월한 것은 나무뿌리, 껍질, 줄기, 가지, 잎, 꽃잎의 강한 생명력 때문이다. 야생에서 생존하기 위해 해독기능과 면역력이 강하며 순수한 맛과 향이 배여 있다. 실제 한약재는 인간보다 훨씬 생명력이 강하여 어떤 나무는 1000년 이상을 살 수 있다. 그러한 천연 약재는 중금속이 침투할 수도 없고 많이 마실수록 해독효과가 좋다. 또 한약의 특효는 체내의 세포재생을 촉진하기도 한다. 따라서 한약재는 단순한 보약이 아니다. 해독제로서 세포재생력을 높이며 면역력을 강화하여 병을 치료하는 최고의 의사인 것이다.

5) 한방해독약 차의 풍미를 살리는 비 정제 흑설탕의 효능

<한방해독약 차는 특유의 풍미가 있다.>
　일반적으로 한약재는 쓰다고 생각하는 사람이 많지만 사실은 그렇지 않다. 음식과 마찬가지로 고유의 맛과 향이 있다. 이미 음식으로 사용하는 도라지, 더덕, 마, 인삼 등처럼 다른 한약재도 독특한 맛과 향이 있다. 단, 한약재가 처방에 따라 한약이 될 경우엔 쓴 맛이 많은 것은 사실이다. 그 이유는 대부분의 한약재에는 설탕이 들어가지 않기 때문이다. 설탕이 들어간다는 것은 맛을 순화시키고 식욕을 일으킨다. 음식요리를 할 때 설탕을 넣는 것도 그러한 작용력이 있다. 그래서 한방해독약 차에는 풍미를 살리는 비 정제 흑설탕을 가미하는 것이 좋다. 맛이 쓰거나 먹기가 거북하다면 어떻게 차가 되겠는가. 한방해독약 차는 맛있게 먹는 것이 좋다.

<차와 한방차, 한약과 차이가 나는 한방해독약 차의 맛과 향>
　차와 한방차는 대부분 단방(한 가지 재료)으로 만들어지는 경우가 많다. 커피와 홍차, 레몬차를 비롯해서 생강차, 대추차, 매실차 등이 그러하다. 단방으로 만들어 편리하게 마실 수 있는 것도 큰 장점이다. 반면에 한약은 대개 복 방(여러 가지 재료)로 만들어진다. 그래서 맛이 복잡하고 쓴 맛이 많다. 그러한 면에 비해 한방해독약

차는 단방 혹은 복 방으로 하지만, 맛과 향을 순화시키는 비 정제 흑설탕을 사용한다. 비 정제 흑설탕의 풍부한 미네랄과 비타민 성분을 통해 해독효과를 높인다. 한방해독약 차 한잔의 여유에서 맛과 향을 느낀다는 것은 곧 몸과 마음이 맑게 정화되는 효과가 배가 되는 것이다.

<비 정제 흑설탕의 한의학적 효과>

기와 혈을 살리고 위장을 따뜻하게 해주며 찬기운의 독소를 쫓으며 어혈(독소)를 제거한다. 또한 포도당과 섬유질이 많아 통혈작용이 뛰어나다. 산후 자궁수축에 도움이 되며 혈액 당분을 증가시켜 이뇨작용도 강하다. 흑설탕에 포함된 포도당은 배포, 흡수력이 높으며 체력을 빠르게 보충 시킨다. 기력부족, 식욕부진, 영양불량에 문제가 있는 임산부나 어린이 빈혈증은 적당양의 비 정제 흑설탕을 섭취하는 것이 좋다. 비 정제 흑설탕은 강력한 해독작용이 있어 체내에 흑색소를 파괴하여 임파조직을 통해 배출 시키고 당근소, 핵황소, 연산, 안기산 포도당 성분을 다량 함유하고 있다. 세포조직을 강화보호하고 피하세포에 흑 색소 성장을 억제하여 피부의 보습효과와 윤기를 강화시켜 준다. 또 알레르기 피부에 자극을 적게 준다. 따라서 해독약 차에 비 정제 흑설탕을 가미하면 위장을 따뜻하게 하여 독소제거를 활성화하는 효과를 지닐 수 있는 것이다.

<비 정제 흑설탕은 비타민과 미네랄 성분이 풍부하여 풍부한 영양이 포함된 건강식품이다.>

장수 마을로 알려진 일본의 오키나와가 장수 마을로 불리는 이유는 단순히 고령자들이 많기 때문이 아니다. 고령자들이 대단히 건강하게 살아가고 있기 때문이다. 그런데 이 오키나와 고령자들이 차를 마실 때는 늘 곁들여 먹는 것이 비 정제 흑당이다. 오키나와에서는 비 정제 흑당이 대부분이 가정에 상비되어 있을 정도이다. 비 정제 흑당을 일상적으로 섭취함으로써 미네랄과 비타민, 영양소를 보충한다는 뜻이다. 그렇기 때문에 한방해독약 차의 중요한 재료로 비 정제 흑설탕을 빼 놓을 수 없다.

<비 정제 흑설탕의 영양학적 효과>

일반 백설탕과는 달리 비 정제 흑설탕은 풍부한 미네랄성분으로 인해서 대사기능의 향상과 혈액순환 촉진 등의 효과가 있다. 대표적인 효능으로 피로회복, 빈혈방지, 냉증개선, 관절염예방, 비타민B1,B2, 철분, 아연, 미네랄, 항산화 폴리페놀(알코올 성분 중 하나로 스트레스 저항력 지구력, 체력향상) 작용을 한다. 그렇기 때문에 비 정제 흑설탕은 다이어트 효과가 있다. 반면에 백설탕은 미네랄과 비타민의 영양소가 제거되어 영양효과는 없다. 백설탕은 정제하고 정제하여 영양소는 몽땅 빠지고 껍데기만 남아 있다. 오히려 먹을수록 몸에 있는 영양소를 빼앗아가는 이상한 식품이다. 실제 백설탕을 많이 먹으면 정서

적으로 불안해지고 집중을 잘못하는 현상이 나타난다. 미국에서도 할로윈 데이에 사탕을 잔뜩 먹은 아이들이 다음날 학교에서도 산만하고 불안한 모습을 보인다고 한다. 따라서 비 정제 흑설탕을 섭취하는 것이 바람직하다.

<마스코바도, 유기농 설탕- 백설탕, 황설탕, 흑설탕의 제조과정과 효과의 차이>

❶ **비 정제 흑설탕-** 사탕수수에서 뽑아낸 설탕의 최초 형태이다. 가장 정제가 안 되어 있으므로 영양성분이 많다. 하지만 수분도 많아서 금방 엉겨서 굳어 버리기도 한다. 대표적으로 마스코바도, 오키나와 흑당 등이다.
❷ **황설탕-** 중 백당이라고 하며 두 번째로 정제한 설탕으로 백설탕과 흑설탕의 중간이다 수분도 중간정도로 함유하고 있다.
❸ **백설탕-** 상 백당이라고 하며 당밀을 원심분리로 제거한 분밀당을 가지고 정제하여 만든다. 최종적으로 정제한 설탕이므로 수분 함유량도 적다.

설탕 원료인 사탕수수 원당에는 비타민과 미네랄이 풍부하게 들어있다. 꿀보다 못할 게 없을 정도로 에너지 성분이 풍부하다. 그러나 시중에 판매되는 황설탕 및 흑설탕은 카라멜 색소를 섞어서 만들기 때문에 좋지 않다. 따라서 한방해독약 차는 비 정제 흑설탕을 사용하는 것이 좋다. 그것보다 조금 더 좋은 것은 비용이 조금 들지만 꿀을 쓰는 것도 효과적이다. 꿀은 실제로 써보면 큰 비용이 들지 않고 적은 양으로도 단맛을 낼 수 있다. 또 설탕을 넣을 때와는 다른 깊은 맛을 느낄 수 있다. 그러므로 한방해독약 차에는 비 정제 흑설탕으로 마스코바도 혹은 오키나와 흑당 등이나 꿀을 통해서 미네랄과 비타민을 보충하는 것이 바람직하다.

3. 삶의 여유와 생활에 활력을 주는 한방해독약 차

1) 한방해독약 차 만드는 법과 Q & A

<한방해독약 차 만드는 법>

❶ 해독약 차의 처방은 기본적으로 1일분으로 되어 있다. 3일분으로 늘일 경우는 곱하기 3을 더하고 7일분을 할 경우엔 곱하기 7을 더해주면 된다. 한 달분은 곱하기 30을 한다.

❷ 1일분에서 7일분은 주전자나 냄비, 큰 찜통에 하고 30일분은 탕제원에 맡긴다.

❸ 1일 분량은 물 2ℓ를 넣고 7일 분량은 물 14ℓ를 넣는다. 해독약 차를 끓일 때 많은 물이 증발한다는 것을 염두에 두고 분량을 정하는 것이 좋다.

❹ 약재를 흐르는 물에 깨끗이 씻어 거즈 주머니에 넣고 미네랄워터 혹

은 정수된 물을 준비한다.

❺ 용기에 넣고 높은 불로 약 10분, 낮은 불로 물의 양이 3분의 2가 될 때까지 가열을 한다.

❻ 한약재를 싼 거즈 주머니를 짜서 해독약 차를 맑게 걸러내 유리병에 넣어 냉장 보관한다.

❼ 비 정제 흑설탕이나 양질의 꿀을 사용하는 것이 영양의 균형을 잡아 주는 효과가 있다.

<복용하는 법>

❶ 입맛에 따라 꿀이나 비 정제 흑설탕을 적당량 타서 마신다.

❷ 오전은 식전에 복용하는 것이 해독효과가 가장 높아진다.

❸ 오후는 식전과 식후와 무관하게 따뜻하게 해서 마신다.

❹ 해독약 차는 하루에 3회가 좋으며 취향에 따라 많이 마셔도 무방하다.

＊주의사항

해독약 차는 치료약과는 달리 특별한 부작용이 나타나지 않는다. 그러나 노약자나 허약체질의 경우 혹은 특이체질이나 체질적 특성에 맞지 않을 경우, 이상반응이 나타날 수 있다. 해독약 차가 맞지 않다고 느낄 경우엔 복용을 중단하는 것이 좋다. 하지만 잘 맞다는 느낌이 들고 몸과 마음이 맑아지면 장기 복용하는 것이 좋다.

<한방해독약 차 Q & A>

❶ 해독약 차의 효과

Q- 해독약 차의 효과는 어떻게 나타납니까?

A- 한방차는 동북아에서 수천 년간이나 전해 내려온 민간의 건강 요법입니다. 한의학과 맥락을 같이하는 원리와 처방으로 많이 활용되어 왔습니다. 그렇기 때문에 한방차를 계승하여 전문화한 한방해독약 차는 체내의 독소를 제거하는 효과로 원인모를 증세나 난치병 등이 치료되거나 완화되는 효과가 있습니다.

Q- 해독약 차는 어떻게 만들어서 마시는 것이 좋을까요?

A- 만드는 방법은 약재에 따라 달라집니다. 만드는 법은 이 책에 쓰여 져 있는 방법대로 하시면 됩니다. 해독이 잘 될 수 있도록 정성으로 만들고 신뢰하고 마시는 것이 중요합니다.

Q- 소화관을 해독하기 위해서는 언제 마시는 것이 좋을까요?

A- 소화관을 해독하기 위해서는 아침의 빈속에 마시고 오전 중엔 음식을 섭취하지 않는 것이 가장 효과적입니다. 그러나 소화관이 약한 체질은 식후 30분이나 1시간 후가 좋습니다.

Q- 특정질병에 해독약 차를 마시면 치료효과가 있나요?

A- 특정질병에 맞는 약재를 선택해서 해독약 차를 마시면 효과가

좋습니다. 그러나 해독약 차는 한약이 아닙니다. 한약과 한방차의 중간단계로 해독을 중심으로 하기 때문에 약성이 부드럽고 부작용이 없으므로 장복하는 것이 좋습니다.

❷ 해독약 차의 활용

Q- 누구나 해독약 차를 마셔도 부작용이 없나요?

A- 체내의 독소는 누구나 있습니다. 그렇기 때문에 해독약 차를 마시는 것이 반드시 필요합니다. 일반 약과 달리 해독약 차는 특별한 경우가 아니면 부작용이 없습니다. 그러나 해독약 차는 치료제가 아닙니다. 해독작용을 함으로써 면역력을 강화하는 작용력이 있습니다.

Q- 하루에 얼마 정도의 양을 마시면 효과가 있나요?

A- 하루에 밥을 세 끼니를 하는 기준으로 보면 3~4회가 좋습니다. 단 열독이나 냉 독이 강한 체질은 하루에 식수대용으로 1ℓ정도를 마시면 훨씬 효과적입니다.

Q- 효과를 보려면 어느 정도기간까지 마셔야 하나요?

A- 인체는 세포재생에 100일이 걸린다고 합니다. 그 기준으로 하면 최소 3개월을 마시는 것이 좋습니다. 단 체내 독소가 많은 체질은 6개월 정도를 꾸준히 장복하는 것이 효과적입니다.

Q- 약을 복용하는 중에 해독약 차를 병행해도 무방한가요?

A- 약을 복용하는 것과 해독약 차를 마시는 것은 무방합니다. 해독약 차의 목적은 일차적으로 체내 해독에 있고 약성이 강하지 않고 다른 약물과 충돌하는 작용이 거의 없기 때문입니다.

❸ 해독약 차의 재료구입과 보관법

Q- 해독약 차의 재료를 아무 곳에서나 구할 수 있나요?

A- 한약재의 특성상 아무 곳에서나 구할 수는 없습니다. 그러나 각 도시마다 약재를 파는 시장이 있기 때문에 별 어려움은 없습니다. 약재는 국내의 인증이 된 것이 좋습니다. 만약 약재를 구하는 번거로움이 있다면 인터넷 다음카페 '한방해독약 차'에 문의를 하거나 저자에게 전화를 하면 편리하게 구입하시는 방법을 알려 드립니다.

Q- 어떻게 끓여야 최대한 효과를 나게 할까요?

A- 해독약 차를 끓이는 시간은 약재의 무게에 따라 조금씩 차이가 납니다. 최대한 낮은 불로 오래 끓이는 것이 효과적입니다. 해독약 차 중에서 한 가지 약재만 사용하거나 방향성이 강한 국화 같은 차를 제외하고 나무뿌리와 줄기, 가지의 경우엔 오래 끓이는 것이 효과적입니다.

Q- 한꺼번에 많은 양을 만들어놓을 때 보관을 어떻게 하나요?

A- 보관은 유리병이나 큰 통에 넣어서 밀봉한 후 냉장고에 보관하는 것이 좋습니다. 개봉을 하면 상하기 쉬우므로 먹을 만큼의 분량만 담아서 즉시 복용하는 것이 좋습니다. 장기보관을 하실 경우엔 특수포장지로 된 파우치로 만드시는 것이 좋습니다.

Q- 여행을 가거나 외출을 할 때는 어떻게 하나요?

A- 여행을 할 때는 부피나 액체라는 문제가 발생합니다. 그래서 가까운 탕제원 같은 곳에 가서 파우치로 포장을 하는 것이 좋습니다. 외출을 할 때는 보온병이나 일반 패트병에 넣어서 사용하시는 것이 편리합니다.

2)물 대신에 식수로 마실 수 있는 해독약 차

<차는 식물성 재료를 달이거나 우려서 마시는 모든 음료를 뜻한다.>

커피도 차의 범주에 속하며 홍차, 레몬차인 서양 차와 녹차, 보이차, 우롱차 등 동양차도 그러하다. 차는 식물의 열매나 말린 차나무 잎을 뜨거운 물에 우려내서 마신다. 그러나 차의 재료는 꽃잎, 과일, 열매, 뿌리, 껍질, 가지, 잎, 서양식 방향성 식물인 허브, 한약재 등 다양하다. 유자차나 둥글레차와 같이 찻잎을 사용하지 않는 차는 전통차라 부른다. 또 과일을 끓이거나 우려낸 과일차와 한약재를 끓이거나 우려낸 한방차가 있다. 과일차는 향이 상큼하고 피로 회복과 불면증, 목감기에 효과적이다. 또 한방차는 특유의 향과 약성이 있어 건강에 매우 유익하다. 그런데 한방해독약 차는 이러한 여러 가지 차의 장점을 지니면서 몸과 마음을 맑게 정화하는 효과가 있다. 따라서 물 대신에 식수로 마실 수 있는 해독약 차는 현대인에게는 꼭 필요한 청량제가 될 것이다.

<차의 유래와 놀라운 효능>

차의 유래는 약용으로 사용하기 위해서 마시기 시작했다. 고대의 현자들은 차로 질병을 다스리기도 하고 양생을 위해 사용했다. 그러한 전통의 토대위에 현대에 이르러 차가 살균, 항암, 혈액순환에 효

과가 있다는 것이 과학적으로 입증된 바 있다. 한약재 역시 좋은 차의 재료로 많이 사용되었다. 예를 들면, 달여 마시면 혈압을 상승시켜주는 감초, 비염에 좋은 박하, 속병에 효과가 좋은 곽향(방아풀) 등이 그것이다. 서양의 허브도 마찬가지다. 허브를 차로 만들어 각종 질병을 예방하거나 증상을 완화시키는 효과를 본다. 실제 차의 효능은 다양하다. 암 발생 및 고혈압을 억제하고 당뇨병을 예방하거나 치유하는 효과, 여성병과 충치 예방과 식중독 예방, 급체나 만성체증, 알코올 분해 효능을 비롯한 각종 질병에 효능이 있다. 효능이 약과 혼동될 정도로 탁월한 한방차도 있다. 그렇기 때문에 현대인에게 있어 좋은 차를 마시는 것은 삶의 여유뿐 아니라, 건강관리의 핵심이라고 할 수 있다.

식수대용의 해독약 차
<버섯 차>
* **노루궁뎅이버섯차** – 면역력과 위 기능에 좋으며, 치매와 뇌질환치료에도 도움이 된다.
* **영지 차** – '불로초'라 불리는 이 차는 신경쇠약, 심장병, 고혈압과 각종 암에 좋다.

<뿌리 차>
* **둥굴레 차** – 황정의 뿌리를 말려 가공한 둥굴레 차는 근육과

뼈, 간과 신장을 강화한다.
* **생강차** - 소화와 혈액순환에 좋고 냉 독을 풀어주며 몸을 따뜻하게 하는 효과가 있다.
* **칡차** - 숙취를 해소하며 근육의 수분을 공급하며 해열, 구토, 두통 등에 효과적이다.
* **천마 차** - 신경을 안정시키며 스트레스, 신경 쇠약이나 수험생 두뇌회전에 효과적이다.
* **우엉 차** - 풍부한 섬유질과 미네랄이 많아 소화기능 개선이나 변비, 피부에 효과적이다.

<열매 차>

* **구기자차** - '10가지 효능을 한데 모은 약재'라 불리며 노화 예방, 면역력 강화에 좋다.
* **대추차** - '열매의 왕'이라고 불리는 대추차는 심장에 좋으며 비장과 위, 간장을 보호한다.
* **귤 차** - 소화기능을 촉진시키며 체내의 독소를 배출하고 겨울철 감기 예방에 효과적이다.
* **오디 차** - 간과 신장을 보호하며 머리를 검게 하며 정장작용을 도와주는 효과가 있다.
* **오미자차** - 심장을 강하게 하고 혈압강화와 면역력을 높여주고 오장의 기능을 도와준다.

* **복분자차** – 항염, 항산화 작용을 하며 시력 약화에도 도움이 된다.
* **모과차** – 각기병, 급체, 기관지염, 폐결핵 등에 효과가 있다.
* **나한과 차** – 기관지 천식, 고혈압, 당뇨에 좋고 정장작용으로 독소를 배출한다.

<잎차>

* **약쑥 차** – 간에 좋고 뇌출혈을 예방하기도 하며, 복통이나 구토, 설사를 완화시킨다.
* **감잎차** – 비타민 C가 많이 함유돼 있는데, 같은 무게의 레몬보다 20배나 더 많다.
* **보이 차** – 속을 따뜻하게 하고 지방 분해, 면역력 강화, 노화 예방 등에 효과가 있다.
* **칠엽담차** – 살 빠지는 차로 유명한 칠엽담차는 지방분해, 이뇨작용 등의 효과가 있다.

<식수대용의 한방해독약 차를 만드는 법>

차를 만드는 방법은 크게 우려내기와 끓여내기, 오래 끓여서 우려내기 등으로 나눠진다.

선택의 기준은 재료의 상태에 따라 결정된다. 우려내기는 식물의 잎이나 새싹, 꽃, 말리지 않은 열매 등이 적합하다. 녹차나 홍차, 꽃차, 잎이나 꽃을 2/3 이상 함유한 허브도 해당된다. 예를 들면, 홍차나 녹차 등의 말린 찻잎을 끓이면 찻잎이 지닌 향이 파괴되고 맛도 변하고 만다. 그래서 말린 찻잎은 반드시 우려 마시는 것이 좋다. 꽃과 같이 열에 약한 재료를 우려낼 때는 팔팔 끓인 물을 적정한 온도 (60~70℃)까지 식혀 사용한다. 끓여내기는 식물의 가지나 줄기, 뿌리 또는 열매와 같이 단단한 형태의 재료들을 물과 함께 넣고 끓이는 방법이다. 끓여내기에 알맞은 재료들은 얇게 저며져 있거나 작게 부순 형태의 부드러운 것들이다. 끓여내기는 물이 끓을 때까지는 강한 불에서 끓이고, 이후에는 약한 불에서 적정 시간 동안 끓이면 된다. 그 중에서 해독약 차의 뿌리나 껍질의 한약재는 오래 끓여서 우려내기로 가능한 일반적인 차와 달리 낮은 불로 가열하는 시간이 길어 많이 우려내는 것이 좋다.

<식수대용의 한방해독약 차의 섭취법>

체내의 독성을 제거하는 한방해독약 차는 일상적으로 섭취하는 것이 좋다. 일반적인 차와 달리 한방해독약 차는 꾸준히 몸과 마음을 정화하는 것이 효과적이기 때문이다. 단, 식수대용의 해독약 차는 가족의 건강이나 병적 증세, 가족력 등을 고려하여 선택을 하는 것이 좋다. 예를 들면, 고3 수험생이 있는 가정에는 오미자차를 선택하는 것이 좋다. 식수대용으로 할 때는 약재를 대량 구입하여 냉장 보관하며 수시로 마시는 것이 효과적이다. 한방해독약 차는 말 그대로 해독을 시키는 효과를 지니므로, 장기간 꾸준히 섭취하는 것이 효과적인 것이다.

3) 아름답고 향기로우며 멋이 어우러진 해독꽃차

<꽃은 하나의 식물이 피워내는 생명력의 상징이다.>

　사람들이 꽃다발을 받으면 기분이 좋아지는 이유가 아름다움과 향기와 더불어 생명력이 전달되기 때문이다. 꽃은 인간의 마음과 몸을 치유하는 효과가 있다. 축하를 위해 꽃다발을 선사하거나 위로를 하기 위해 꽃을 건네는 일들이 그러하다. 꽃에는 눈에 보이는 아름다움과 향기와 더불어 눈에 보이지 않는 기 에너지가 축적이 되어 있다. 실제 꽃에는 하나의 식물이 온힘을 다하여 축적한 자연의 에너지 성분들이 고스란히 담겨 있다. 그래서 '꽃 피운다.'는 의미 속에는 정성과 사랑, 축복, 위로, 감사, 은혜의 뜻이 있다. 또 다른 의미로 꽃은 하나의 식물이 외부의 온갖 비바람과 풍파를 꿋꿋하게 이겨낸 해독능력과 치료의 에너지가 있다. 만약 어떤 식물이 해독능력이 떨어져서 시들시들해지면 꽃을 피우지 못한다. 그렇기 때문에 아름답고 향기로운 꽃잎에는 해독능력이 있고 각종 치료의 에너지가 있다. 옛 선비들은 그것을 경험적으로 알고 정신을 맑고 깨끗하게 하기 위해 국화차를 마셨다. 각박한 현대생활에서 해독꽃차를 마시는 여유와 함께 몸과 마음을 맑게 정화하는 것은 참으로 좋은 일이다.

<해독꽃차의 종류와 효능＞

*구절초꽃차 : 부인병 예방과 치료, 진통, 소염작용, 위장병, 소화불량 개선, 고혈압에 좋다.

*국화차 : 두통, 머리압박감, 어지러움, 스트레스, 불면증, 혈압강하, 고지혈증을 개선한다.

*난초차 : 강장, 진정효과가 있으며 청열, 숙취 제거, 허열, 식중독의 해독제로 효과가 있다.

*도화차 : 혈관확장, 어혈 제거, 기미의 치료, 미용, 변비, 각기, 결석, 해독에 효과가 있다.

*동백꽃차 : 정혈작용, 지혈과 이뇨작용, 멍을 풀어주고 장 출혈과 자궁출혈을 막아준다.

*매화차 : 갈증 해소, 숙취 제거, 기침과 구토 증세 완화, 매핵기, 소화불량에 효과적이다.

*민들레꽃차 : 건위, 정혈에 좋고 설사를 멎게 하며, 피부미용과 체력강화에도 효과적이다.

*맨드라미꽃차 : 중풍 예방, 간의 열독을 제거, 두통, 어지럼증, 고혈압, 피부질환에 좋다.

*물망초꽃차 : 식후 소화불량, 위통, 감기, 인플루엔자, 피부염, 가려움증에 효과적이다.

*목련꽃차 : 한약재로 신이화로 널리 사용되며 축농증, 비염, 코막힘, 두통에 효과적이다.

* **벚꽃차** : 해수, 천식, 당뇨, 무좀, 습진, 기침, 숙취 해소, 구토증세 완화에 효과적이다.
* **백합꽃차** : 폐를 윤택하게 하고 기침, 해열작용, 폐결핵, 신경쇠약, 변비에 효과적이다.
* **산수유꽃차** : 이뇨작용과 혈압 강화작용의 효능이 있고 마음을 진정시키는 효과가 있다.
* **살구꽃차** : 갈증 해소에 좋으며 장이나 위에 열이 많아 생기는 변비에 효과가 좋다.
* **생강꽃차** : 기침, 간염, 근육통, 타박상, 어혈, 복통, 퇴행성관절염, 산후통에도 좋다.
* **쑥 꽃차** : 감기 예방과 치료, 하복부냉증, 생리통, 기혈과 경맥, 위를 따뜻하게 해준다.
* **장미꽃차** : 비타민 C가 레몬의 17배이며 변비, 피부, 원기회복, 혈액순환 등에 좋다.
* **제비꽃차** : 오렌지의 4배가 되는 비타민 C가 있고 임파선 염, 황달, 간염 등에 좋다.
* **진달래꽃차** : 기침, 가래, 천식, 월경불순, 혈액순환이 잘 되고 혈압을 조절한다.
* **찔레꽃차** : 당뇨, 산 후풍, 산후관절염, 산후신경통, 생리통, 변비, 불면증에 효과적이다.
* **차꽃차** : 두통, 가슴의 번열, 갈증을 해소하며 소화력을 향상시키

고 알코올을 해독한다.

* **치자꽃차** : 해혈과 지혈, 염증성 질환이나 황달, 간염, 각기, 토혈, 어혈 등 효과적이다.

* **칡꽃차** : 감기 예방, 식욕부진, 장출혈, 갈증 해소, 복부팽만, 숙취 제거, 구토 등에 좋다.

* **아카시아차** : 신장염 치료에 좋으며 방광염, 기침, 기관지염에도 좋다. 지혈작용이 있다.

* **인동꽃차** : 해열, 해독, 수렴의 효능과 감기, 장염, 임파선 종, 각종 종기 등에 효과적이다.

* **연꽃차** : 노화방지, 어혈 제거와 혈액순환을 도와주며 피를 맑게 하고 면역성을 높인다.

* **홍화차** : 정혈제, 어혈 제거, 혈액순환, 냉 습, 울혈, 혈관 확장작용, 부인병에 효과적이다.

* **해당화차** : 체지방감소, 노화억제, 어혈 제거, 당뇨, 고혈압 및 성인병 예방에 효과적이다.

해독꽃차 만드는 방법

• **재료**

꽃잎, 소금, 꿀이나 비 정제 흑설탕(마스코바도 혹은 오키나와 흑당) 미네랄워터.

<방법1>

❶ 꽃을 채취하여 흐르는 물에 깨끗이 씻은 후에 물기를 말린다.

❷ 꽃잎과 꿀 혹은 설탕을 용기에 겹겹이 하여 15일 정도 재워둔다.

❸ 끓는 물에 꽃잎 15g을 넣고 풀어서 천천히 여유롭게 마신다.

<방법2>

❶ 꽃을 깨끗하게 손질한 후에 소금(약 10%)을 넣은 물에 숙성시킨다.

❷ 꿀이나 설탕에 절이며 매실초나 식초를 약간 가미하면 맛이 좋아진다.

❸ 냉장고에 보관하며 꽃잎 15g을 넣고 우려내어 여러 번 마신다.

<방법3>

❶ 꽃을 손질하여 소금(약10%) 넣은 끓는 물에 살짝 데친다.

❷ 체 반으로 받친 후에 찬물로 헹구고 물기를 빼서 그늘에 말린다.

❸ 방습제를 넣어 보관하며 끓는 물에 꽃잎 15g을 넣고 풀어서 마신다.

<방법4>

❶ 후라이팬으로 저온의 열을 가하여 볶아 말린다.

❷ 살짝 볶으면 고소한 맛이 나고 원형이 보존한다.

❸ 뜨거운 물에 꽃잎 8g을 넣어서 우려서 마신다.

해독꽃 차를 만드는 법은 어떤 꽃인가에 따라 조금씩의 차이가 있다. 꽃의 성질과 자연의 조건에 따라 만드는 법을 선택하면 된다. 대부분의 꽃은 독소가 거의 없기 때문에 특별한 법제를 필요로 하지 않는다. 자신이나 가족의 특정 증세에 해당되는 꽃을 선택하여 야생에서 채취하거나 전문 업체에서 구매하여 해독꽃차를 만들면 된다. 한방약재로도 사용되는 꽃은 독특한 약성이 있지만 최소한의 양이 15g으로 적절한 섭취와 효과가 있다. 또 가능하면 미네랄워터나 약수 혹은 정수기의 물을 사용하는 것이 바람직하다. 따라서 향기로운 커피맛이나 홍차, 레몬차 등도 좋지만 이왕이면 꽃 한방약차를 마시는 것도 좋다. 아름답고 향기로운 꽃의 향기와 맛을 듬뿍 느끼면서 해독을 하는 것은 금상첨화이기 때문이다.

4) 어린이의 감기, 천식, 소화불량과 체증, 설사, 변비, 경기의 해독약 차

*어린이 감기

어린이는 면역기능이 약하기 때문에 갑작스런 기후변화나 환경변화에 따라 감기에 잘 걸린다. 외부의 독소가 피부나 코와 입으로 침습하여 폐를 상하게 하여 걸린다. 조기에 치료하지 않으면 기관지 천식이나 폐렴으로 발전될 수 있다.

• 약차의 재료와 구성

민들레(포공영) 20g

• 해독원리와 효과

포공영은 청열, 해독, 건위, 강장, 소염, 항균 작용이 있어 어린이 감기와 급성 기관지염, 폐렴 등에도 효과적이다. 효과는 민들레 20g을 물 2ℓ를 넣고 끓여서 설탕을 넣어 마시면 대개의 경우는 자연치유가 된다. 5세 미만의 어린이는 민들레를 10g이하로 넣고 연하게 해서 마시게 한다.

*어린이 천식

주로 알레르기 체질에 잘 생긴다. 가죽이나 털, 물고기, 꽃가루, 동물 털 등에 과민하게 반응하여 알레르기가 생길 수 있다. 날씨가 차가워지면 발작한다. 숨소리가 피리소리와 비슷하며 목에서 골골하는 소리가 난다. 감기가 장기간 지속되면 천식이 되기도 하므로 주의를 요한다.

• 약차의 재료와 구성

황기10g, 복령8g, 행인8g, 백출5g, 방풍5g, 건강3g, 비 정제 흑설탕 20g

• 해독원리와 효과

황기는 소아의 면역력 강화에 효과적이며 허약해서 생긴 기침에 매우 좋다. 복령과 행인은 기관지의 염증을 해독하며 발열로 인한 비정상적인 독소를 제거한다. 백출은 오래된 기침에 좋으며 방풍은 이름 그대로 중풍을 막아주고 기침과 가래를 없애는데 탁월하며 발한, 해열, 진통의 효능도 있다. 건강은 기관지의 말초 혈관을 확장해줌으로써 독소배출을 원활하게 한다.

효과는 초기에서 중기의 어린이 천식은 거의 자연치유가 된다. 5세 이하의 어린이는 약차 재료를 절반 이하로 줄이고 물을 많이 넣어서 오래 끓이는 것이 좋다. 차로 만들어 꾸준히 복용하면 특효가 있다.

*어린이 소화불량

어린이는 소화계통이 미성숙하여 신경조절기능이 약해 쉽게 소화불량에 걸린다. 증세는 식욕이 저하되어 잘 먹으려하지 않고 설사를 하거나 토하기도 하며 때때로 열이 나기도 한다.

• 약차의 재료와 구성

계내금10g, 산사8g, 진피 8g, 맥아 5g, 비 정제 흑설탕20g

• 해독원리와 효과

계내금은 닭의 모래주머니로 비장과 위장의 기능을 항진시키며 음식물 독소인 적을 없앤다. 소화정체로 인한 더부룩함, 복부 팽만 등에 효과적이다. 산사는 소화와 흡수기능을 증진시키고 어혈을 제거한다. 진피는 장에 가스가 차며 배변이 잘 안 되는 증세에 자율신경조절작용을 한다. 맥아는 위산분비를 촉진하며 소화불량, 위염과 식욕부진 또는 구토, 설사에 쓰인다. 비위허약으로 인한 소화 장애에 효과가 있고, 특히 밀가루 음식에 대한 소화불량에 효과적이다.

효과는 해독약 차로 만들어 마시면 10명 중에 9명은 좋아진다. 마시기 쉽게 흑설탕을 조금 더 가미하여 단맛이 나도록 하여 마시면 더욱 좋다.

＊어린이 체증

과자를 비롯한 인스턴트식을 많이 먹이면 어린이 체증에 걸리기 쉽다. 증세는 소화불량과 유사한 점이 많다. 밥은 먹기 싫어하고 과자나 사탕, 초콜릿을 찾고 감기에 잘 걸리며 짜증을 잘 부린다. 설사나 토하며 열이 나기도 하며 움직임이 줄어들고 자꾸만 드러누우려고 한다.

• 약차의 재료와 구성

지실10g, 계내금8g, 산사8g, 진피6g, 신곡5g, 맥아5g, 비 정제 흑설탕 20g

• 해독원리와 효과

지실은 위장관의 근육을 자극하여 소화기능을 증진시키며 기를 잘 통하게 하고 독소를 흩어지게 하며 담적(痰積)을 없애는 효능이 있다. 그래서 몸속에 맺힌 기나 복부의 딱딱한 덩어리 같은 음식물 찌꺼기를 내린다. 계내금은 음식물 독소인 적을 없앤다. 소화정체로 인한 더부룩함, 복부팽만 등에 효과적이다. 산사는 소화와 흡수기능을 증진시키고 어혈을 제거한다. 진피는 비장을 튼튼하게 해주며, 담을 삭히며 습을 말리는데도 효과가 있다. 신곡은 소화기의 기능을 튼튼하게 하고 소화를 도우며 속을 편안하게 한다. 맥아는 신곡과 더불어 소화장애에 매우 효과적이다. 효과는 음식을 먹지 않고 화를 잘 내는 어린이에게 이 해독약 차를 마시게 한 결과 음식을 잘 먹고 성격이 좋아졌다. 밥투정을 하거나 성장이 잘 안되는 어린이에게도 좋다.

*어린이 설사

주로 세균의 감염이나 식중독 등으로 인해 유발된다. 배변횟수가 하루에 3회 이상이고 몹시 묽은 대변을 보는 것이 특징이다. 대개 2살 미만의 아기들에게 많이 나타나며 봄, 가을철에 많이 발병한다. 증세는 장울림, 복통, 안색이 창백하거나 사지궐냉(손발의 냉증) 등이 동반된다. 미리 해독을 하는 것이 바람직하다.

• 약차의 재료와 구성

차전자10g, 백출8g, 감초5g, 비 정제 흑설탕20g

• 해독원리와 효과

차전자는 습을 밖으로 배출시키며 설사를 치료한다. 백출은 장의 기능을 정상화시키며 장내 혈관을 확장하여 흡수력을 높여준다. 감초는 장내 체액을 보충하여 배변과정을 지연시켜준다.

효과는 초기의 어린이 설사에 좋다. 효과적이다. 5세 이하의 어린이는 약차 재료를 절반 이하로 하고 물을 많이 붓고 비 정제 흑설탕을 더 첨가하는 것이 효과적이다.

＊어린이 변비

대변이 보통의 상태보다 굳고 건조하여 변을 보려고 해도 잘 나오지 않는 증상이다. 변비가 생기면 숙변이 내장 속에 정체되어 여러 가지 장애를 일으킨다. 어린이 변비는 생리적으로 민감하게 나타나기 때문에 조기에 해독을 해주는 것이 좋다.

・약차의 재료와 구성

나복자 15g, 비 정제 흑설탕 20g

・해독원리와 효과

나복자에 함유된 다량의 지방유는 윤장효과가 있어 어린이 변비에 효과적이다. 뱃속에 있는 것을 배출하는 작용이 있어 장의 연동운동 저하로 인한 변비에 좋다. 효과는 뚜렷하게 나타난다. 5세 이하의 어린이는 약차 재료를 절반 이하로 넣고 흑설탕을 더 첨가하는 것이 좋다.

＊어린이 경기

10세 미만의 예민한 어린이가 사소한 자극에도 깜짝깜짝 놀라며 발열을 하며 체증에 걸려 의식을 잃거나 위축되는 증세이다. 주로 생후 6개월에서 10세 사이의 어린이들에게 많으며 발병률이 제일 높을 시기가 1~2세이다. 태어날 때 상처를 입었거나 산소결핍이 된 경우이면 휴유증이 있을 수 있다. 조기에 해독하는 것이 가장 효과적이다.

• 약차의 재료와 구성
맥문동 5g, 오미자 5g, 비 정제 흑설탕 10g

• 해독원리와 효과
맥문동은 관상 동맥의 혈류량 촉진과 심장 근육의 결혈증(缺血症)에 보호 작용이 현저하며, 또한 심장 근육의 수축력을 개선하고, 진정 작용을 나타낸다. 오미자는 심장 계통의 생리적 기능을 조절하고, 피의 순환장애를 개선시키며 중추 신경 계통의 반응성을 높여 뇌기능을 튼튼하게 하고 정신기능을 안정시켜준다. 효과는 초기나 중기의 어린이 경기에 빠르게 나타난다.

5) 정상적인 생활에 불편을 주는 감기, 유행성감기, 기침의 해독약 차

감기

대표적인 호흡기질환으로 년 중 어느 때나 걸릴 수 있다. 그러나 계절에 따라 병세가 다르다. 증세에 따라 한성감기(찬 기운에 의한 감기), 열성감기(뜨거운 기운에 의한 감기) 두 가지로 나눈다. 감기는 대개 체질이 약하고 면역력이 떨어지는 것이 주원인이다. 기후나 환경의 변화로 인한 면역저하로 풍 한 열(바람, 추위, 더위)의 독소가 피부와 코, 입으로 들어와 폐를 상하게 하여 발생한다. 풍한감기(찬바람에 의한 감기)는 겨울철 감기로 찬바람이 폐를 상하게 하여 발생한다. 두통, 오한, 발열이 되며 온몸이 아프고 코가 막히며 콧물이 흐른다. 목구멍이 가렵고 기침이 나는 특징이 있다. 반대로 풍열감기(뜨거운 바람에 의한 감기)는 여름철 감기로 뜨거운 열기 피부와 폐를 침범하여 유발된다. 발열, 오한이 나면서 땀이 나고 머리가 깨지는 듯 아프며 목이 마르고 기침이 나며 콧구멍 안이 건조한 것이 특징이다. 감기는 이러한 독소를 빨리 제거함으로써 인체의 기능이 정상화되도록 해독하는 것이 반드시 필요하다.

＊풍한감기 - 찬바람에 의한 겨울감기

• 약차의 재료와 구성-1

콜라1ℓ, 계지20g, 생강10g

• 해독원리와 효과

콜라는 1886년 약국을 운영했던 존 펨블튼박사가 소다에 갖가지 약재를 섞어 소화제 대신으로 판매했다. 콜라의 발산지기가 찬 기운의 독소를 해독하는 효능이 있다는 것을 추정할 수 있다. 계지는 찬 기운의 독소를 몰아내고 생강은 위장을 따뜻하게 하고 정신을 흥분시켜 땀을 내고 구토를 멎게 하며 해독한다. 효과는 중국에서는 이미 오래전부터 콜라와 계지만을 사용해서 감기약으로 사용함으로써 확인이 된다. 거기에다 생강을 넣으면 효과는 배가된다. 단, 흑설탕은 구태여 넣지 않아도 된다.

• 약차의 재료와 구성- 2

비 정제 흑설탕30g, 생강15g, 붉은 대추30g

• 해독원리와 효과

비 정제 흑설탕의 미네랄을 비롯한 영양성분과 더불어 생강의 찬 기운을 해독하는 작용과 대추의 몸을 따뜻하게 하여 찬 기운의 독소를 몰아내는 것이 결합되어 효과가 있다. 찬바람의 독소를 없애며 감기,

기침에 효과적이다. 위가 냉하고 아픈 증세에는 해독 효과가 아주 좋다. 효과는 맛과 향기, 찬 기운의 해독 효과가 탁월하다. 겨울철에 자주 해 먹으면 좋다.

*풍열감기 - 더운 바람에 의한 여름감기

• 약차의 재료와 구성 - 1

뽕잎15g, 국화15g, 금은화15g, 박하5g, 비 정제 흑설탕20g

• 해독원리와 효과

뽕잎은 풍열을 제거하며 간을 도와주어 풍열에 의한 감기에 효과적이다. 국화는 풍을 제거하며 열을 발산하여 풍열에 의한 감기에 좋다. 금은화는 열을 내리고 독을 풀며 경맥을 잘 통하게 한다. 열성병, 열로 인한 유행성 감기, 호흡기 질병, 해열, 이뇨, 해독, 소염, 항균, 그리고 약한 진통작용이 있다. 박하는 풍열을 제거하며 인후를 안정시켜 풍열에 의한 감기나 열병이 시작될 때 효과가 있다. 효과는 10명 중에서 9명은 뚜렷한 치유가 일어난다.

• 약차의 재료와 구성 - 2

우방자10g, 행인10g, 원지10g, 길경10g, 박하10g, 소엽15g, 비 정제 흑설탕20g

• 해독원리와 효과

우방자는 두통, 발열, 목구멍 통증에 효과적이며 항암작용, 항균작용, 혈당 강하작용 등에 효능이 있다. 특히 풍열(풍사와 열사기 겹쳐짐)의 독을 발산시키며 해소한다. 행인은 기침을 멎게 하며 가쁜 숨을 가라앉히며 기관지의 염증을 없애며 발열로 인한 비정상적인 독소를 제거한다. 원지는 급성 및 만성적인 기관지염, 폐렴, 후두염에 가래를 제거하는 효과가 있다. 길경은 염증과 노폐물로 인한 독소를 제거한다. 박하는 풍열을 제거하며 인후를 안정시킨다. 소엽은 체표의 혈관을 확장시켜 찬 기운을 내보내고 열을 제거하며 기관지의 정상화를 촉진한다.

효과는 해독이 잘 되며 기관지를 강화하여 대부분 뚜렷한 치유가 나타난다.

*유행성감기

바이러스에 의하여 일어나는 급성 전염병으로 호흡계통을 통해서 전염된다. 매우 습속하게 퍼진다. 잠복기는 몇 시간내지는 나흘 정도이다. 증세는 갑자기 열이 오르고 얼굴이 붉어지며 두통과 오한이 나고 몸 전체가 쑤시고 아프다. 목 안이 붓고 가래가 성하면서 기침을 한다. 현기증, 구토, 설사 등의 증상이 함께 올 때도 있다.

· 약차의 재료와 구성 - 1

승마10g, 생강5g, 비 정제 흑설탕20g

· 해독원리와 효과

승마는 열을 발산하여 해독하는 작용이 뛰어나서 유행성감기를 비롯한 많은 종류의 열독질환에 효과가 있다. 생강은 기관지의 말초혈관을 확장해준다. 또 으스스 춥고 코가 막히고 두통과 열이 있을 때 땀을 내고 가래를 삭인다. 동의보감에는 생강이 담을 없애고 기를 내리며 구토를 그치게 하고 풍한과 종기를 제거함과 동시에 천식을 다스린다고 되어 있다. 효과는 해독작용이 좋으므로 초기의 유행성 감기에는 특효가 있다. 유행성 감기에 10명 중 8명은 자연 치유된다.

· 약차의 재료와 구성 - 2

갈근12g, 백지9g, 신이9g, 패모6g, 비 정제 흑설탕20g

· 해독원리와 효과

갈근은 감기에 효과가 있으며 위장과 간장을 보호한다. 백지는 두통 치료에 탁월하며 천연진통제이고 신이는 차가운 기운과 풍을 해독하며 코가 막힌 것을 뚫어준다. 가래가 많이 나오는 기침, 코 막힘이나 콧물이 흐르는 증상 등에 효능이 있다. 패모는 기관지 평활근을 확장하며 열을 내려주며 담을 제거하는 해독의 효능이 있다. 효과는 3일 정도 해독약 차를 마시면 대개는 낫는다. 또한 컨디션 개선도 된다.

*기침

기침은 기도 안에 들어간 독소인 이물질, 가래, 점액, 피고름 같은 것을 밖으로 내보내는 방어기전이다. 그러나 기침은 감기와 기관지염 등의 질환으로 기도의 염증으로 인해 발생한다. 열없이 기침을 하는 것은 만성기관지염의 증세이고 미열이나 식은땀이 나면서 기침을 하는 것은 폐결핵의 증세이다. 또 흰 거품이나 가래, 피가래가 나오고 숨 가쁨이 있는 기침은 심장병 때문에 온다. 그 밖에 숨쉬기 힘들면서 잇달아 기침은 하는 것은 백일해, 기관지 천식에서 나타나는 증세이다. 기침은 주변 사람들에게 신경을 거슬리게 하고 정상 활동에 불편을 주는 증세로 조기에 독소를 제거하는 것이 바람직하다.

• 약차의 재료와 구성

소엽15g, 생강10g, 비 정제 흑설탕20g

• 해독원리와 효과

소엽은 땀을 내어 찬바람의 독소를 제거하고 비위의 기를 잘 통하게 하여 열을 내리고 가래를 멈추게 한다. 생강은 동의보감에서 몸의 냉증을 없애고 소화를 도와주며 구토를 없앤다고 나와 있다. 또한 감기로 인한 발열에 혈액순환을 도와주며 체온을 높여 땀이 나게 하고 속을 따뜻하게 하여 기침과 가래를 완화시키는 효능이 있다. 효과는 해독약 차로 꾸준히 3일에서 5일정도 마시면 해독이 이루어짐으로써 대개의 기침은 낫는다.

제2부

내 몸과 마음을
건강하게
해독하기

1. 소화관의 독소로부터 해독하기

1) 역류성 식도염과 해독약 차

식도는 연하운동을 하여 음식물을 압박해서 위로 보낸다.

또한 하부식도괄약근이라는 위장과의 연결부위가 평상시는 닫혀 있어 음식물이나 위산이 역류하는 것을 방지한다. 그러나 음식물을 삼킬 때는 열려 음식물이 위장으로 들어가게 하는 조절작용을 한다. 이러한 식도의 연하운동으로 눕거나 심지어 물구나무서기를 해도 음식물을 먹을 수 있다. 그렇기 때문에 식도는 단순한 음식물 통로가 아닌 통관작용을 하는 중요한 기능이 있다. 자칫 식도에 이상이 생기면 식도 이상으로 인한 질환이 매우 많다.

<식도기능의 이상으로 인한 자각증세>

❶ 목에 뭔가 이물질이 걸린 것 같은 느낌이 있다. (   )

❷ 목구멍에 음식이 걸려 잘 안 내려 가는 것 같다. (   )

❸ 음식물이 가슴에 걸린 것 같이 답답한 느낌이 자주 있다. (   )

❹ 가슴 중앙부위가 꽉 막히는 듯한 흉통이 느껴진다. (   )

❺ 협심증과 유사하게 가슴이 쪼여드는 통증이 있다. (   )

❻ 심장이 불규칙적으로 뛰고 숨쉬기가 힘들어진다. (   )

❼ 식도로 위산이 자꾸 넘어오며 신트림이 난다. (   )

❽ 명치부위가 답답하고 소화가 안 되며 배에 가스가 찬다. (   )

이상의 항목에서 3개 이상이 해당되면 식도 이상의 증세가 있다. 그리고 4개 이상이 되면 전문가를 찾아서 치료를 해야 하는 상태이다. 식도 이상의 증세는 한, 두 가지만 해당되면 식도 연하운동장애로 인해 점차 증세가 다양해지기 때문에 조기에 치료를 하는 것이 좋다.

이러한 식도의 증세는 여러 병원을 다니면서 병명을 모르는 경우가 많다. 내시경검사, X선 검사, 심지어 심장내과의 정밀검사 등을 받아보아도 원인을 잘 찾지 못한다. 단지 신경성이라는 진단만 내려지는 경우가 많다. 그러나 이런 증세는 식도의 기능 이상으로 인한 것이다. 극심한 스트레스 혹은 음식물로 인해 식도체증이 생기거나 식도운동장애가 생긴 상태를 나타낸다.

이러한 증세는 소화불량 뿐 아니라, 무기력증이나 우울증을 유발하는 심각한 장애를 유발한다. 위의 식도기능의 이상으로 인한 자각증세는 아래의 실제 증상과 일치한다. 각 항목의 자각증세의 실제 증상은 같은 숫자에 해당하는 것을 찾아보면 된다.

<식도기능의 이상으로 인한 실제 증상>
❶ 매핵기 혹은 인두 이물감 증세
❷ 식도 연하 곤란증
❸ 상부 식도 협착증
❹ 중부 식도협착에 의한 흉통
❺ 호두까기 식도 증
❻ 식도협착에 의한 호흡장애
❼ 역류성 식도염
❽ 하부 식도 협착증

이 중에서 식도가 좁아져서(협착) 생기는 증세는 역류성 식도염과 식도염, 독소물질의 부식에 의한 부식성 식도염이 있다. 그 밖에도 식도하부괄약근이 열리지 않아 생기는 식도 이완 불능증, 식도가 간헐적으로 경련 소견을 보이는 식도 경련증, 연동운동이 심하게 저하된 식도무력증 등 다양한 식도운동장애의 증세가 있다.

*역류성 식도염

역류성 식도염은 위장의 분문괄약근이 약해져서 위산이 역류하여 식도의 점막에 손상을 주는 증세이다. 이에 대한 해독 법은 식도와 분문괄약근을 이완이 되도록 독소를 제거하는 것이 가장 효과적이다. 심한 경우는 전문가의 치료를 받아야 하지만 초기의 증세는 독소제거를 하는 해독약 차로 효과를 볼 수 있다.

• 약차의 재료와 구성

지실(탱자)12g, 산사10g, 민들레(포공영)10g, 유근피10g, 감초5g(1일 분량), 비 정제 흑설탕20g

• 해독원리와 효과

지실은 체내에 이상적으로 뭉쳐진 기를 분산시킨다. 복부가 더부룩하거나 명치끝이 그득하며 아픈 것을 낫게 하고 체증을 내려준다. 역류성 식도염의 주요 원인인 체증을 제거하는 효능이 탁월하다. 산사는 소화불량이나 속이 더 부룩 할 때에 효과가 있고 체한 것을 내린다. 민들레는 열을 해독하며 식도가 좁아지는 협착증을 치료하는 효능이 있다. 유근피는 위장의 열을 해독하며 예로부터 위장병 치료에 널려 사용되었고 위염, 위궤양 등의 치료에 효과적이다. 감초는 위벽을 보호하고 역류성 식도염을 유발하는 위산분비 과다를 막아주는 효능이 있다. 효과는 초기의 역류성 식도염은 매우 뚜렷한 치유가 일어난다. 최소한 7일에서 21일 동안 꾸준히 해독약 차를 마시는 것이 효과적이다.

*식도염

식도에 생기는 염증으로 식도 안의 상처나 산성 혹은 알칼리 등의 화학적 자극으로 생긴다. 증상으로는 시도가 곪고 매우 아프며 치료 후 식도 협착을 일으킨다.

• 약차의 재료와 구성

금은화12g, 길경10g, 산사10g, 패모10g, 지각(탱자)7g, 감초5g, 비정제 흑설탕20g

• 해독원리와 효과

금은화는 열을 내리며 각종 염증과 종기에 효과가 있다. 강한 항균작용과 해독 효과가 탁월하다. 길경은 소염과 진통해열 효능이 있다. 산사와 패모, 감초는 전술한 것과 같은 효능이 있고 지각(완숙한 탱자)은 지실(덜 익은 탱자)과 유사한 효능이 있다. 단 지실은 가슴과 옆구리의 담벽을 없애주고 지각은 담을 없애며 흉격의 담체를 흩어지게 한다. 효과는 꾸준히 마시면 초기의 식도염은 해독이 이루어짐으로써 대개 낫는다.

2) 만성위염과 십이지장궤양, 위하수, 위경련의 해독약 차

만성위염

한국인에게 매우 흔한 증세이다. 맵고 짜며 자극적인 음식을 좋아하는 식성 때문에 잘 걸릴 수 있다. 또한 그로 인한 다혈질 기질 탓에 감정변화가 많고 불쾌한 감정을 잘 느껴도 위산분비가 많아서 생길 수 있다. 짠 김치류, 찌개류, 고추, 고추장, 술, 폭탄주 등을 즐기는 사람에게 위염이 많다. 또한 화를 자주 내거나 분노감이 잘 일어나는 체질도 위염에 잘 걸린다.

<만성위염의 원인별 종류>
*위산 부족형 만성위염

식욕이 줄어들며 배꼽에서 명치 중앙 부위인 중완이 팽팽하고 은근히 아프며 트림이 자주 난다. 위산이 적기 때문에 입맛이 짧고 소화가 잘 안 된다.

- **약차의 재료와 구성**

계내금15g, 신곡10g, 맥아8g, 산사8g, 진피5g, 감초5g, 비 정제 흑설탕20g

- **해독원리와 효과**

계내금은 비위허약으로 인한 증상을 개선해준다. 또한 체증을 해소하며 복부와 명치의 더부룩한 증상에 효과적이다. 신곡과 맥아는 소화촉진을 시키며 비위를 강화시켜는 효과가 있다. 산사는 소화액 분비를 촉진해준다. 진피는 위장관의 근육을 자극하여 소호기능을 강화해준다. 감초는 위장의 평활근을 자양하면서 운동을 조절해준다. 효과는 21일에서 28일 정도 장복하면 소화력이 좋아지고 위염이 상당 부분 치유되는 것을 느낄 수 있다.

※ 위산 과다형 만성위염

신물을 토하고 가슴이 쓰라리며 궤양증과 흡사하다. 그러나 위염은 소화불량 증세가 있고 주기적 복통이 없다는 점에서 궤양증과 구분이 된다.

• 약차의 재료와 구성

창출15g, 진피10g, 후박8g, 감초10g 대추5g, 생강5g, 비 정제 흑설탕20g

• 해독원리와 효과

창출은 수액대사를 도와주며 명치부위가 그득한 것을 제거한다. 진피와 후박은 위장관의 근육을 자극하여 소화기능을 강화시킨다. 감초는 위장의 평활근을 자양하면서 운동을 조절해준다. 대추는 내장의 기능을 회복시키며 신경을 안정시킨다. 생강은 위장내부의 노폐물을 분해시켜 해독하는 효과가 있다. 효과는 21일 이상 꾸준히 마시면 소화기능이 좋아지고 위산분비가 줄어든다. 위산 과다형 만성위염이 있는 분들이 이 해독약 차로 건강을 회복한 사례가 많다.

※위, 십이지장궤양

위궤양은 위 점막이 헐어 주로 상복부가 아프다. 위궤양을 위, 십이지장궤양으로 부르는 이유는 궤양이 일반적으로 위 유문부위의 십이지장으로 연결된 부위에서 잘 생기기 때문이다. 일반적으로 위궤양은 위산과다증이 많은 체질에게서 볼 수 있다. 위산이 위 내벽 점막을 자극하여 내벽이 차츰 얇어지면서 궤양이 생긴다.

- **약차의 재료와 구성 - 1, 가벼운 증세**

  유근피(느릅나무뿌리 껍질) 30g, 비 정제 흑설탕 20g

- **해독원리와 효과**

  유근피는 소염과 항균작용을 해주는 성분이 함유되어 있어 궤양의 치료 효과가 있다. 또한 면역력을 향상해주는 효능이 있어 각종 질병을 예방하여 준다. 효과는 꾸준히 한 달 이상 해독약 차를 즐기면 증세가 호전되고 건강해지는 것을 느낄 수 있다.

- **약차의 재료와 구성 - 2, 다소 심한 증세**

  현호색 20g, 편두 15g, 맥문동 12g, 백작약 12g, 향부자 18g, 비 정제 흑설탕 20g

· 해독원리와 효과

현호색은 궤양이나 염증으로 생긴 위장관의 통증을 제거하는 효능이 있다. 편두는 수분대사에 도움을 주며 어혈을 없애고 체한 음식물을 제거한다. 맥문동은 심열을 내리고 강심작용을 하며 진액을 늘여준다. 백작약은 위장의 평활근을 강화하면서 운동을 조절한다. 향부자는 비정상적인 위장관의 신경을 조절하는 효능이 있다. 효과는 위, 십이지장의 독소를 제거하기 때문에 자연 치유력을 높인다. 물을 많이 넣고 오래 달여서 장복하는 것이 좋다. 많은 분들이 이 해독약차로 효과를 본 사례가 있다.

＊위하수

위의 인대 혹은 위벽이 늘어지면서 위의 하단이 장골간 수평선 아래로 처지는 증세이다. 중기의 부족으로 기가 위를 받들지 못해서 생긴다. 이 증세는 식사 후나 지나치게 과식한 후에 배가 붓고 답답하다. 또한 서거나 움직이면 동통과 불편감이 심해지고 구역과 구토를 동반한다.

· 약차의 재료와 구성

창출20g, 비 정제 흑설탕20g

· 해독원리와 효과

삽주의 뿌리줄기를 창출이라고 하며 코르크층을 벗긴 것을 백출이라고 한다. 창출은 비위를 튼튼하게 하며 허리와 배꼽사이의 혈을 잘 돌게 하여 위하수를 치료하는 효능이 있다. 효과는 21일 이상 꾸준히 해독약 차를 마시면 위하수의 증세가 좋아지는 것을 느낄 수 있다.

*위경련 - 가슴앓이

위장의 연동운동이 원활하지 못하며 갑자기 과도한 수축작용이 일어나서 통증을 느끼게 되는 증세이다. 명치끝이 마치 무언가로 잡아 짜내는 것처럼 통증이 느껴지며 반복적인 증상이 나타난다. 흔히 가슴앓이라고도 하며 신경성으로 인한 원인이 많다.

위경련의 해독약 차

· 약차의 재료와 구성

인진25g, 비 정제 흑설탕20g

· 해독원리와 효과

인진은 동의보감에 따르면 간질환, 위염, 위장질환, 변비, 장질환, 부인병에 등에 탁월한 효과가 있다고 기록되어 있다. 실제 인진은 정혈작용이 강하고 담즙 분비력을 향상시켜 장내 소화기능을 증진시키며 위경련의 치료에 효능이 있다. 효과는 꾸준히 한 달 이상 마시면 해독이 되며 자연치유가 된다.

3) 소장염과 급성 및 만성 대장염의 해독약 차

＊소장염

소장에 염증이 생긴 증세이다. 소장은 길이가 길고 위와 대장 사이에 위치해 있다. 그래서 위 및 십이지장염과 궤양에 의한 염증이나 대장염에 의한 염증으로 발생할 수 있다. 그러나 단순한 소장염 진단은 극히 적다. 증세는 갑자기 명치 밑이나 배꼽 둘레가 몹시 아파오면서 속이 메슥거리며 구토를 한다. 또 점차 배가 끓고 헛배가 부르며 물 같은 설사를 한다. 그 밖에도 열이 나며 머리가 아프고 어깨에 통증이 있고 턱이 붓거나 귀 울림 현상이 나타나기도 한다.

대표적인 소장염은 십이지장궤양이다. 십이지장은 위에서 부분적으로 소화된 음식을 받아들여 영양분을 흡수하는 소장의 시작 부분이다. 그런데 십이지장궤양이 생기면 그 염증이 소장으로 전달되면서 소장염이 발생한다. 일단 소장염이 발생하면 수수뿌리를 섭취하는 것이 좋다. 수수뿌리는 소장에서 발효가 잘되며 소화흡수가 잘 되게 하기 때문이다.

• 약차의 재료와 구성 - 1, 가벼운 증세

수수뿌리 말린 것100g, 비 정제 흑설탕20g

• 해독원리와 효과

수수뿌리는 이뇨작용이 강하고 신진대사를 도와주며 해독작용이 있어 위장을 보호하며 소화를 촉진한다. 또한 식욕을 개선해주고 염증을 제거하는 효능이 있다. 효과는 한 달 이상 꾸준히 해독약 차를 마시면 염증이 줄어들고 자연치유가 된다.

• 약차의 재료와 구성 - 2, 심한 증세

목향10g, 백출8g, 차전자8g, 우절6g, 곽향5g, 생강2g, 비 정제 흑설탕20g

• 해독원리와 효과

목향은 비정상적인 위장관의 신경을 조절한다. 기혈순환제로 기를 소통시켜 진통작용을 하며 위장을 튼튼하게 한다. 백출은 허약한 비위기능을 강화시켜 위장의 운동을 활성화해준다. 차전자는 위산도의 조절작용을 하며 점막을 보호하며 염증을 없애는 효능이 있다. 우절은 지혈을 하며 어혈을 제거하는 효능이 있다. 곽향은 위장신경에 대한 진정 작용을 하며 위 점막의 모세혈관을 확장하여 위장기능을 좋아지게 한다. 생강은 위장내부의 노폐물을 분해하여 해독한다. 효과는 소화관을 해독하므로 소화기능도 좋아지고 소장염도 자연치유가 된다.

※ 대장염

대장염은 원인과 증상이 다양하다. 염증성 대장염, 경련성 대장염, 궤양성대장염 3가지 유형으로 나눌 수 있다. 일반적인 증상은 갑자기 배가 아프고 설사가 나며 열이 난다. 식욕이 없고 헛배가 부르며 속이 메슥거리며 토하고 머리가 아프며 나른하다. 급성 대장염은 주로 왼쪽 대장에 생기며 왼쪽 아랫배가 몹시 아프고 뒤가 묵직하며 설사가 난다. 대장염은 제 때에 치료하면 잘 낫는다. 하지만 초기의 증세를 참고 견디며 치료시기를 놓치면 만성 대장염이 된다.

- 급성 대장염

• 약차의 재료와 구성

오수유10g, 복령8g, 산사8g, 진피6g, 곽향3g, 백출3g, 비 정제 흑설탕 20g

• 해독원리와 효과

오수유는 습을 제거하고 기를 원활하게 해주며 열을 일으켜 몸을 따뜻하게 하여 위장을 튼튼하게 한다. 복령은 체내의 체액과 전해질을 조절해준다. 산사와 진피, 곽향, 백출은 이미 설명한 것처럼 약한 위장기능을 촉진하며 대장염을 치료하는 효능이 있다. 효과는 대장의 환경을 개선하고 해독하므로 증세가 개선되며 동시에 자연 치유력을 높인다.

- 만성 대장염

• **약차의 재료와 구성**

오배자10g, 백출8g, 백복령8g, 차전자6g, 석창포4g, 감초2g, 비 정제 흑설탕20g

• **해독원리와 효과**

오배자는 동의보감에 열을 해소하는 해독작용이 있고 지혈작용이 있다고 기록되어 있다. 점막의 염증, 궤양 등에 효과적이다. 백출은 장 기능을 정상화시키며 장내 혈관을 확장하여 흡수력을 높여준다. 백복령은 체액과 전해질을 조절해준다. 차전자는 점막을 보호하며 염증을 없애는 효능이 있다. 석창포는 위액분비를 항진시키고 진통작용이 있으며 해독작용을 하며 오장을 보하는 효능이 있다. 감초는 장내 체액을 보충하며 해독작용과 함께 염증을 해소하는 효능이 있다. 효과는 한 달 이상 꾸준히 마시면 해독과 불편한 증세가 서서히 사라지며 동시에 머리가 맑아진다. 많은 분들이 이 해독약 차로 건강회복을 한 사례가 있다.

4) 당뇨와 고혈압, 저혈압의 해독약 차

*당뇨

당뇨는 당질의 대사기능에 이상이 생기는 내분비계통의 증세이다.

주요 원인은 만성체증으로 소화관의 문제로 인해 췌장과 십이지장의 기능이 저하됨으로써 발생한다. 대표적인 증세는 췌장의 인슐린분비 결핍과 체내의 인슐린 장애로 나눌 수 있다. 소화기 질환이며 한방에서는 소갈증이라고 한다. 당뇨에 관해서는 현대의학에서는 불치이며 평생 약물로 관리를 해야 한다고 주장한다. 그러나 체질의학에서는 완치가 가능하다고 나와 있다. 동무 이제마가 쓴 '동의수세보원'에서는 10명중 7명은 고칠 수 있다고 기록되어 있다. 이에 대한 자세한 원리는 졸저 "당뇨혁명으로 백세건강을 지킨다"에 자세히 소개한 바 있다.

- 약차의 재료와 구성

오가피20g, 천화분15g, 맥문동12g, 산약12g, 지모10g, 택사10g, 감초5g, 비 정제 흑설탕20g

- 해독원리와 효과

오가피는 나쁜 피를 맑게 깨끗하게 해주며 기를 아래로 내려준다. 또한 오가피 배당체는 당질대사를 조절하여 생체기능을 보전하는 효능이 있다. 천화분, 맥문동, 지모는 지나친 당분 배설로 인해 소모된 체액을 보충시켜주는 효능이 있다. 산약은 열을 내려주고 인체의 저항력을 증가시키며 췌장을 활성화하는 작용이 있다. 택사는 체내의 수분 대사를 조절한다. 감초는 장내 체액을 보충하며 해독작용을 하는 효능이 있다. 효과는 당장에 혈당을 내리거나 증세를 호전시키지는 않는다. 그러나 당뇨의 원인이 되는 독소를 제거하기 때문에 대단히 도움이 된다. 꾸준히 3개월 이상 해독약차를 마시면 컨디션이 좋아지며 혈당이 서서히 내리는 효과를 볼 수 있다.

* 고혈압

고혈압은 혈관 내의 혈류의 압력이 높은 증세이다. 정상혈압보다 높은 상태가 유지되면 고혈압이라고 한다. 고혈압의 원인은 다양하지만, 그 중에서 대표적인 것은 만성체증이다. 소화관의 체증으로 인해 대사기능이 저하됨으로써 혈압이 오른다. 고혈압은 최고 혈압치 160mmHg 이상 최저 혈압 치 95mmHg 이상이 될 때, 해당된다. 고혈압은 원 발성과 속 발성으로 분류된다. 서양의학에서는 고혈압을 불치라고 한다. 하지만 체질의학에서는 완치가 가능하다. 당뇨가 완치될 수 있는 원리와 동일하게 대사기능을 정상화시켜주면 되기 때문이다.

- **약차의 재료와 구성**

하고초20g, 지골피15g, 상백피10g, 국화5g, 교맥5g, 비 정제 흑설탕 20g

- **해독원리와 효과**

하고초는 이뇨작용이 있고 혈압의 수치를 떨어뜨리며 여러 증세들을 치료하는 효능이 있다.

지골피는 뼈 속의 열을 비롯하여 체내의 열을 제거하며 정기를 보충해준다. 또한 체내의 풍사를 비롯한 여러 독소를 해독한다. 상백피는 폐의 열을 제거하고 유해산소를 제거하며 혈압 강하작용이 있다. 국화는 두통이나 풍열을 없애고 체내의 열을 해독하는 효과가 있다. 교맥은 혈압을 내리는 효능이 탁월하며 동맥경화, 고혈압 등에 효능이 있다. 효과는 장기적으로 혈압을 올리는 독소를 제거하기 때문에 일상적으로 즐겨 마시는 것이 좋다. 초기의 고혈압에는 효과가 빨리 나타난다. 많은 분들에게 추천한 결과 만족할 만한 효과가 검증되고 있다.

＊저혈압

저혈압은 고혈압과 반대의 증세로 혈압이 정상치보다 낮다. 고혈압에 관해서는 WHO에서 세계표준치를 정해놓았지만 저혈압은 그런 기준이 없다. 일반적으로 수축기 혈압이 100mmHg~110mmHg 이하일 때

저혈압이라고 한다.

<저혈압의 종류>

❶ 본태성 저혈압은 저혈압 이외의 다른 질병이 없다는 것이 전제되어야 한다.

❷ 증후성 저혈압은 원인이 되는 질병을 빨리 치료해야 한다. 그것이 치료되면 혈압은 정상화된다.

❸ 기립성 저혈압은 현기증이나 어지럼증을 동반한다. 대개 원인이 확실하지 않은 것이 많지만 자율신경실조증이나 당뇨병이 원인이 되는 경우가 많다. 저혈압의 증세는 쉽게 피로를 느끼고 아침에 일어나기가 힘들다. 몸이 나른하고 어깨가 축 쳐지며 무기력해진다. 현기증, 두통, 가슴 두근거림 증과 어깨와 뒷목이 뻣뻣한 자각증세가 나타난다.

• 약차의 재료와 구성

복령15g, 당귀12g, 오미자12g, 계지10g, 감초5g, 비 정제 흑설탕20g

• 해독원리와 효과

복령은 신진대사로 인한 노폐물을 제거한다. 당귀는 혈관내의 혈액을 증가시켜 심장을 강화하고 순환기계의 혈액순환을 촉진시킨다. 오미자는 동의보감에서 허한 기운을 보충하고 눈을 밝게 하며 신장을 덥혀 양기를 돋워준다고 기록되어 있다. 오미자의 짠 맛은 신장, 매운 맛은 폐, 쓴 맛은 심장, 단맛은 비장과 위에 좋으므로 체내의 기능을 강화한다. 계지는 혈관을 확장하여 혈액순환을 도와준다. 감초는 체액을 증가시켜 혈압을 안정시켜준다. 효과는 체내의 혈관을 청소하며 독소를 제거하기 때문에 3개월 이상 꾸준히 마시면 컨디션이 좋아지며 증세가 호전되는 것을 확인할 수 있다.

2. 스트레스성과 원인불명의 독소로부터 해독하기

1) 두통, 우울증, 신경쇠약증, 정신분열증과 해독약 차

*두통

머리 상반부의 통증을 느끼는 증세이다. 두통이 생기는 원인은 매우 다양하다. 대개 외부의 독소가 침습하거나 내상으로 기혈이 부족하거나 독소가 축적된 경우가 많다. 외부의 독소로 인한 두통은 발작이 비교적 급하고 통증이 심하며 오한, 코막힘 등이 수반된다. 내상의 두통은 기가 허하여 오는 두통은 사지가 나른하고 피로가 심하다. 혈이 부족하여 생기는 두통은 머리가 은근히 계속 아프며 현기증, 갈증, 불면, 심계항진 등을 수반한다. 독소로 인한 두통은 현기증이 심하고 구토를 수반한다. 화로 생기는 두통은 가슴이 답답하고 입안이 마르며 소변이 붉고 변비가 있다.

· 약차의 재료와 구성

산수유15g, 구기자12g, 복령10g, 국화8g, 백출5g, 비 정제 흑설탕 20g

· 해독원리와 효과

산수유는 두뇌의 내분비기능을 도와준다. 구기자는 혈액과 진액의 부족을 보충해준다. 복령은 혈액의 노폐물을 제거하는 작용을 한다. 국화는 열을 내리고 진통 효과가 있고 해독제로 두통, 현기증, 귀울림 등에 효과적이다. 백출은 신진대사를 활성화한다. 효과는 한 달 이상 꾸준히 즐기면 두통이 사라지며 머리가 맑아지는 것을 느낄 수 있다.

*우울증

우울증이 많이 나타나는 연령대는 20~50대이다. 그 중에서 여성은 남성에 비해 2배이상 많고, 30대 중반의 여성이 압도적으로 우울증이 많다고 한다. 나는 한 때 심각한 우울증을 앓았다.

최소한 20년 이상을 그랬었다. 삶과 죽음을 생각하고 홀로 괴로워하며 화를 많이 냈으며 무기력증을 느끼곤 했다. 주원인은 상 기증이었는데, 해독한방약 차를 마신 후로 그러한 우울증은 완전히 사라졌다. 우울증을 앓아본 사람은 그 증세가 얼마나 무서운지를 안다.

- **약차의 재료와 구성**

원지20g, 복신15g, 산조인15g, 당귀12g, 작약12g, 백출10g, 대추5g, 감초5g, 비 정제 흑설탕20g

- **해독원리와 효과**

원지, 산조인, 복신은 스트레스 및 기타원인으로 인한 신경쇠약을 회복시킨다. 당귀와 작약은 혈액과 진액의 부족으로 인한 혈관의 수축과 확장을 시켜주는 효과가 있다. 백출은 체내 신진대사의 기능을 강화시켜준다. 대추와 감초는 항진되어 날카로운 신경을 완화시켜준다. 효과는 대단히 좋다. 나는 이 해독약 차를 꾸준히 마심으로써 상기 증에서 벗어났다. 상기 증을 겪는 많은 분들에게 추천한 결과, 100명 중에 90명 이상은 증세가 호전된 것을 확인한 바 있다.

＊신경쇠약증

독일어로는 노이로제라고 한다. 신경쇠약증은 대뇌피질의 흥분과 억제 작용이 부조화되어 나타난다. 체질의학적으로 보면, 심장의 화(불)와 신장의 수(물)의 균형이 맞으면 자율신경계가 균형을 잡으며 원활한 기능을 한다. 하지만 두 장기의 균형이 깨지면 자율신경계의 기능이 깨져서 신경쇠약증이 온다. 신경쇠약증의 주된 원인은 복잡한 현대생활에서 오는 각종 스트레스와 독소이다. 극심한 스트레스, 성생활 과다, 수음, 정신피로, 휴식과 수면부족, 초조, 음주과다 및 특정한 정신적 자극으로 대뇌피질의 흥분과 억제작용이 파괴되어 유발된다.

• 약차의 재료와 구성

조구등15g, 단삼12g, 시호10g, 원지8g, 산조인6g, 감초5g, 대추3g, 비정제 흑설탕20g

• 해독원리와 효과

조구등, 원지, 산조인은 뇌의 중추신경계와 지각신경계의 지나치게 흥분된 신경을 진정시킨다. 단삼은 관상동맥 확장작용이 있고 혈류량을 증가시키며 혈압강하, 진정작용, 항염증 작용이 있다. 또한 정신을 가라앉히고 마음을 편안하게 한다. 시호는 자율신경의 실조로 인한 신경 예민을 진정시킨다. 구기자는 신경쇠약에 효능이 있다. 효과는 한 달 이상 꾸준히 즐기면 뇌와 심장의 독소가 제거되면서 마음이 편안해지고 증세가 호전이 된다.

*정신분열증

사고와 감정에 장애를 일으키는 정신이상의 증세이다. 대개 급성적인 증세보다는 서서히 발생한다. 발병 전부터 성격적 문제가 있는 경우가 많고 또 고독을 즐기거나 고집이 세고 내성적인 체질이 걸리기 쉽다. 비만한 체질보다는 마른 체질에 많으며 신경쇠약증처럼 불면이나 두통 공포증 등을 주증상으로 해서 시작된다. 정신분열증의 발생 원인에 대해서는 아직도 일치된 견해가 없는 실정이다. 다만 환경에서 오는 스트레스가 유전성을 촉발하여 발생하는 것으로 추정하고 있다. 정신분열증은 초기에 발견해서 치료하면 완치가 되는 경우가 많다.

- **약차의 재료와 구성**

황기15g, 구기자12g, 당귀12g, 산사10g, 진피10g, 산조인10g, 원지10g, 복신10g, 후박8g, 비 정제 흑설탕20g

- **해독원리와 효과**

황기는 신진대사를 도와준다. 구기자와 당귀는 혈액과 진액의 보충을 도와준다. 구기자와 당귀, 소화기능을 도와주어 비위를 정상화시켜주는 산사, 체내의 축적된 노폐물을 제거하는 진피, 신경쇠약의 경우엔 산조인, 원지, 복신, 체내의 열을 내려주는 후박 등을 가미한다. 효과는 특별히 심각한 증세가 아니면 해독 효과가 나타난다. 효과는 단기적인 치유보다는 해독을 통해 뇌신경을 강화하고 안정시킨다. 해독약 차는 약이 아니므로 최소한 3개월 이상 꾸준히 마시는 것이 좋다.

2) 기관지염과 폐렴, 기관지 천식의 해독약 차

*기관지염

기도의 안을 형성하고 있는 점막에 염증이 생기는 증세이다. 병균, 병독, 바이러스의 감염, 또는 먼지, 흡연, 공기오염 등이 주원인이다. 대개 감기로 시작된다. 기침이 나고 병세의 확산이 빠르며 1~2일부터는 가래가 많이 나오며 미열을 동반한다. 급성기관지염은 조기에 치료하지 않으면 대개 만성기관지염으로 변한다. 만성기관지염이 되면 폐기종, 만성 폐쇄성 폐 질환, 기관지확장 등의 합병증이 유발될 수 있다.

- 급성기관지염
- **약차의 재료와 구성**

상백피20g, 금은화15g, 길경10g, 차전초10g, 감초5g, 비 정제 흑설탕 20g

- **해독원리와 효과**

상백피는 폐의 염증을 제거하고 기침을 멈추게 하며 폐열로 인한 해수, 천식에 효능이 있다. 금은화는 항염증 작용과 해열작용이 있으며 열을 내린다. 길경은 염증과 독소를 제거한다. 차전초는 폐열로 인한 해소에 효과가 있다. 감초는 진액을 보충하며 기관지의 평활근을 부드럽게 만들어준다. 효과는 폐와 기관지의 노폐물과 독소를 해독함으로써 심각한 증세로 변화되지 않도록 한다. 최소한 한 달 이상 마시면 뚜렷한 개선효과가 있다.

– 만성기관지염
• 약차의 재료와 구성

상백피15g, 행인12g, 나복자8g, 소자8g, 감초5g, 비 정제 흑설탕20g

• 해독원리와 효과

상백피는 폐의 염증을 제거하고 기침을 멈추게 하며 폐열로 인한 해수, 천식에 효능이 있다. 행인은 기관지 부위의 염증을 없애며 발열대사 중에 생성되는 비정상적인 독소를 해독한다. 나복자, 소자, 감초는 진액을 보충해주며 기관지의 평활근을 부드럽게 해준다. 효과는 기관지의 만성적 염증을 완화한다. 한 달 이상 꾸준히 마시는 것이 효과적이다.

*폐렴

폐렴쌍구균, 용혈성 연쇄구균, 포도상구균, 폐렴간균 등의 원인으로 폐렴이 발생한다. 분류는 대협성 폐렴과 소엽성 폐렴(기관지 폐렴)으로 한다. 급성과 만성으로 나눠지며 열이 오르고 오한이 난다. 가슴이 결리고 기침이 나며 가래가 성한다. 증세가 심하면 가래가 적갈색을 띤다.

• 약차의 재료와 구성

지골피20g, 상백피15g, 지모15g, 금은화 10g, 감초10g, 비 정제 흑설탕 20g

• 해독원리와 효과

지골피는 만성적 피로 열을 제거한다. 상백피 폐의 염증을 제거하고 기침을 멈추게 하며 폐열로 인한 해수, 천식에 효능이 있다. 지모는 열을 내리며 음기를 강화한다. 금은화는 항염증 작용과 해열작용이 있으며 열을 내린다. 감초는 진액을 보충해주며 기관지의 평활근을 부드럽게 해준다. 효과는 서서히 열을 내리고 폐의 염증을 제거하고 각종 독소를 해독함으로 개선효과를 나타낸다. 폐렴의 경우, 3개월 이상 장기간 마시는 것이 좋다.

＊기관지 천식

기관지 평활근의 경련으로 야기되는 호흡곤란의 증세이다. 날씨가 추워지면 발작하며 주로 날숨이 어려워 온힘을 다하여 숨을 내쉬려고 애를 써 안색이 새파랗게 질리고 숨이 끊어질 듯 고통스럽다. 체질이 과민한 사람에게 잘 걸리며 예로부터 해수병이라고 하여 '알지만 못 고치는 병'으로 간주되어 왔다. 천식은 매우 까다롭고 힘든 난치성 질환이다. 그러나 천식을 유발하는 독소를 제거하면 자연치유가 가능하다.

• 약차의 재료와 구성 - 1

육계15g, 세신12g, 정향10g, 행인10g, 진피6g, 감초5g, 비 정제 흑설탕 20g

• 해독원리와 효과

육계는 찬 기운을 제거하며 몸을 따뜻하게 하여 혈액순환을 도와준다. 세신은 기관지의 말초 혈관을 확장하는 효과가 있다. 정향은 혈압강하작용이 있고 항염증 작용이 있으며 역행한 기를 내려주는 효과가 있다. 행인은 기관지부위의 염증 독소를 해독하면서 발열 신진대사 중에서 생겨난 비정상적인 독소를 제거한다. 진피는 기관지의 평활근을 이완시켜준다. 효과는 기관지 천식을 유발하는 독소를 제거하며 기관지의 생리적 환경을 개선한다. 한 달 이상 꾸준히 마시면 뚜렷한 호전반응이 나타난다.

• 약차의 재료와 구성 - 2

마른 해삼20g, 귤피15g, 목과15g, 무 1개, 당근 1개, 대추10g, 생강10g, 호두10개, 비 정제 흑설탕20g

• 해독원리와 효과

　마른 해삼은 몸의 열을 제거하며 해소, 천식에 특별한 효능이 있다. 귤피는 가래와 기침을 완하며 해독하는 효과가 있다. 목과는 폐를 보하며 습을 없애주고 기관지를 튼튼하게 한다. 감기, 천식, 기관지염, 폐렴 등으로 인한 기침에 좋다. 가래제거에 좋으며 감기나 열, 기침, 피로에는 매실보다 훨씬 효과적이다. 무는 노폐물 제거작용, 소염작용이 있다. 당근은 활성산소를 효율적으로 배출하며 폐를 좋게 하는 효능이 있다. 대추는 근육의 긴장을 풀어주며 소염진통 작용이 있다. 생강은 체내에 침습한 차가운 기운을 발산시켜준다. 호두는 폐질환 개선에 매우 좋으며 천식을 치료하는 효능이 있다. 효과는 심각한 천식을 지닌 경우에도 뚜렷한 호전반응이 나타난다. 체험사례를 보면 10명에 8명은 증세가 개선되며 완치되는 효과가 있다. 임상영양학적으로도 매우 좋은 성분의 결합으로 실효성이 있다.

3) 불면증과 빈혈, 현기증의 해독약 차

＊불면증

신경성이나 기타 원인으로 잠을 청하여도 잠이 들지 않고 잠자는 시간이 매우 짧거나 숙면이 되지 않는 증세이다. 경증은 잠을 이루기 힘든 정도지만 중증은 꼬박 뜬 눈으로 지샌다. 불면증은 여러 가지 발병 원인에 따라 대뇌피질 신경의 과부하가 원인인 경우가 많다. 또 지나친 근심, 걱정, 공포, 흥분, 비애 등의 정신자극으로 대뇌피질의 흥분과 억제작용이 실조된 상태이다. 그 밖에 과로나 생리적 원인으로 오는 경우도 있다.

- 약차의 재료와 구성 - 1, 신경성 불면증

백합20g, 연자5g, 비 정제 흑설탕20g

- 해독원리와 효과

백합은 세포조직이나 뇌세포의 산소결핍에 현저한 도움을 주며 신경 진정 작용이 탁월하다. 연자는 나쁜 피를 제거하며 심신을 맑게 하고 마음을 진정시키는 효능이 있다. 효과는 최소한 7일 이상 마시면 신경이 이완되며 마음이 안정되어 수면효과가 나타난다. 신경성 불면증이 있다면 누구나 한번쯤은 해독약 차를 마시는 것이 바람직하다.

- **약차의 재료와 구성 - 2, 심각한 불면증**

산조인20g, 원지10g, 복신10g, 백출8g, 백자인8g, 감초5g, 비 정제 흑설탕20g

- **해독원리와 효과**

산조인은 답답하고 불면증이 있으며 가슴이 두근거리며 넋이 나가는 증세에 효과가 뛰어나다. 백자인과 함께 사용하면 효과가 높아진다. 백자인은 답답함으로 잠을 못 이루거나 가슴이 두근거리는 증세에 효과적이다. 원지와 복신은 신경 정신적으로 과다한 스트레스를 받으며 신경쇠약이 되는 증세에 효능이 있다. 백출은 전반적인 원기회복으로 대사기능을 증진시키는 효능이 있다. 감초는 항진된 신경계를 완화해주는 작용이 있다. 효과는 약이 아니므로 즉효는 나타나지 않지만, 7일 이상 마시면 해독이 일어나며 뚜렷한 증세의 변화가 나타난다.

*빈혈

혈액속의 적혈구에 있는 헤모글로빈의 부족으로 나타나는 증상이다. 외상이나 변혈 혹은 해산, 자궁출혈 등으로 출혈이 많으면 생긴다. 또 과도한 스트레스, 정신노동, 영양부족에도 빈혈이 된다. 증세는 피부가 창백해지고 머리가 어지러우며 이명과 오심, 가슴 두근거림증, 심계항진이 생긴다. 심하면 온몸이 창백하고 식은땀을 흘리며 구역, 구토, 사지냉증, 졸도까지 되며 극심한 상태면 생명이 위태롭다.

• 약차의 재료와 구성

당귀15g, 단삼10g, 황기10g, 진피8g, 감초5g, 비 정제 흑설탕20g

• 해독원리와 효과

당귀는 혈액의 조성성분을 보충해주며 부족한 혈액을 두뇌에 공급하는 효능이 있다. 단삼은 관상동맥 확장작용이 있고 혈액의 정체로 인한 비정상적인 혈액대사를 조정해준다. 황기는 기를 보호하고 양기를 강화하는 효능이 있어 신진대사를 증강시키며 영양 상태를 개선한다. 진피는 체내에 축적된 노폐물을 제거한다. 감초는 체액을 보충하는 효능이 있다. 효과는 자연속의 혈액조성 성분이 함유되어 있어 증세의 호전이 잘 나타난다. 해독과 동시에 영양 상태를 개선하기 때문이다. 21일 이상 꾸준히 마시는 것이 좋다.

*현기증

눈앞이 아찔해지고 머리가 핑 도는 듯한 증세이다. 앉아 있거나 누워 있다가 일어설 때 높은 곳에서 낮은 곳을 바라볼 때 등 각종 상황에서 어지러움이 나타나면 현기증이다. 원인은 매우 다양하지만 심하게 나타나는 경우에만 병적 증상이다. 신경쇠약이나 동맥경화증,

고혈압, 저혈압, 심장병, 머리외상, 중이염 고열 등에도 생긴다. 이러한 증상들은 대부분 체내의 원인모를 독소가 누적되어 생기는 경우가 많다.

• 약차의 재료와 구성
조구등20g, 당귀18g, 천마15g, 국화10g, 비 정제 흑설탕20g

• 해독원리와 효과
조구등과 천마는 신경을 진정시키고 안정시키는 효능이 뛰어나다. 당귀는 혈액의 조성성분을 보충해주며 부족한 혈액을 두뇌에 공급하는 효능이 있다. 국화는 열을 해독하며 진통, 소염작용이 있고 현기증에 특히 효능이 좋다. 효과는 체내의 원인모를 독소를 제거함으로써 서서히 나타난다. 즉효를 바라지 말고 해독약 차를 꾸준히 마시다 보면 어느새 증세가 호전되는 것을 느낄 수 있다.

4) 불임증과 생리통, 대하증, 자궁출혈, 산 후풍 등 여성 질환의 해독약 차

*불임증

현대 여성들 중에 불임이 늘어나고 추세이다. 각종 환경오염과 공해, 원인모를 이유로 결혼하고 출산계획을 세운 후 만 2년이 지나도 임신하지 못하는 경우엔 불임증일 가능성이 높다. 여성 불임의 원인은 매우 복잡하다. 그러나 대체적으로 자궁을 비롯한 생리적 기관의 독소가 원인인 경우가 많다. 해독을 하는 것은 우선임은 말할 것도 없다.

· 약차의 재료와 구성

당귀15g, 숙지황12g, 복령10g, 백작약10g, 향부자8g, 천궁5g, 비 정제 흑설탕20g

· 해독원리와 효과

당귀는 내분비계통의 이상으로 인한 호르몬 대사를 정상화시켜주며 혈액부족을 보충한다. 숙지황은 체내의 진액과 혈액이 부족한 것을 보충해준다. 복령은 자궁의 신진대사로 인한 노폐물을 제거한다. 백작약은 빈혈과 냉증에 효과가 있다. 향부자는 월경불

순과 배란장애를 정상화하는 효능이 있다. 천궁은 자궁계통의 혈액순환 장애와 복강 내의 찬 기운을 해소하는 효능이 있다. 효과는 자궁 및 생리적 기관의 독소를 제거함으로써 뚜렷한 개선이 될 수 있다. 단, 해독약 차를 최소한 한 달 이상 꾸준히 마시는 것이 효과적이다.

*생리통

월경이 오기 전이나 월경을 할 때 심한 불쾌감과 아랫배, 허리, 생식기, 항문 등의 부위가 아프고 매스껍거나 구역질 등이 나는 증세이다. 정신적으로 예민해지면서 심한 경우 활동을 못하는 상태가 되기도 한다. 생리통은 크게 나누면 기질성 생리통과 기능성 생리통이 있지만 생리기관의 해독을 통해 면역력을 강화하는 것이 효과적이다.

• 약차의 재료와 구성

당귀20g, 천궁15g, 익모초15g, 산사10g, 사상자8g, 육계6g, 비 정제 흑설탕20g

• 해독원리와 효과

당귀는 호르몬대사와 혈액보충을 하며 혈액순환을 도와준다. 천궁은 복강 내의 찬 기운을 제거한다. 익모초는 자궁의 기능을 원활하게 해준다. 산사는 혈액 정화작용이 있어 말초 혈액순환 장애에 효능이 있다. 사상자는 정상적인 생식기능을 유지시켜 준다. 육계는 혈액순환을 도와주며 몸을 따뜻하게 한다. 효과는 생리통의 원인이 되는 독소와 노폐물을 제거함으로써 완만한 증세의 개선효과가 있다. 최소한 한 달 이상 꾸준히 해독약 차를 마시는 것이 좋다.

＊대하증

여성의 질 내에 세균이 침입하여 흰 빛이나 누른빛의 병적 분비물이 고약한 냄새를 내는 증세이다. 병적일 때는 냄새가 나는 것이 특징이다. 원인은 자궁냉증을 비롯한 체내 독소로 인해 세균 침입을 방어하지 못해 발생한다. 대하증의 종류는 한습 대하증과 습열 대하증으로 나눈다. 이러한 증세는 자궁과 질의 독소를 제거하는 것이 효과적이다.

・약차의 재료와 구성 - 1, 한습 대하증

애엽15g, 황기10g, 비 정제 흑설탕30g

・해독원리와 효과

애엽은 자궁의 기능을 원활하게 해주는 효능이 있다. 황기는 자궁 내의 기능을 강화하며 원기를 강화시켜 준다. 효과는 한습의 독소를 제거함으로써 증세가 호전이 된다. 단, 한 달 이상 꾸준히 해독약 차를 즐기는 것이 도움이 된다.

• 약차의 재료와 구성 - 2, 습열 대하증
금은화12g, 연자육10g, 비 정제 흑설탕30g

• 해독원리와 효과
금은화는 소염제이며 해독제로서 각종 염증을 없애며 해독의 효능이 있다. 연자육은 심장과 비장의 기능을 도와주며 기혈을 보하여 여성의 냉증이나 자궁출혈, 대하 등에 효능이 있다. 효과는 습열의 독소를 제거하며 기혈순환을 강화시켜 자연치유가 일어나도록 한다. 한 달 이상 꾸준히 해독약 차를 즐기는 가운데 증세가 호전되는 것을 느낄 수 있다.

*자궁출혈
생리 시기가 아닐 때 질에서 대량으로 출혈하거나 혹은 조금씩 출혈하는 증세이다. 자궁출혈은 자궁근종, 자궁내막염, 난소낭종, 난소염, 수란관염, 자궁주위염, 심장병, 신장병 등에서 유발한다. 증세가 나타나면 빈혈, 심계, 사지 냉증, 현기증 등이 나타난다.

• 약차의 재료와 구성
홍화24g, 숙지황20g, 당귀15g, 황기10g, 비 정제 흑설탕30g

• 해독원리와 효과

홍화는 하복부와 자궁의 혈액순환을 촉진한다. 숙지황은 체내의 진액과 혈액이 부족한 것을 보충해준다. 당귀는 호르몬 대사와 혈액 보충을 하며 혈액순환을 도와준다. 황기는 자궁내의 기능을 강화하며 원기를 강화시켜 준다. 효과는 자궁의 환경을 개선함으로써 자연치유가 일어나도록 도움을 준다. 특별한 지병이 없는 한, 해독약 차를 21일 이상 마시면 증세가 호전된다.

＊산 후풍

출산 후 산후관리를 제대로 하지 못하면 산모는 뼈마디가 시리고 온몸에 피로를 느끼는 증세이다. 출산 후 대부분이 겪는데, 산 후풍(産後風)은 증상이 몸의 이곳저곳을 돌아다니면서 아프게 하는 것이 바람의 성질과 같다고 하여 산 후풍이라 불린다. 산 후풍은 병명처럼 그 증상이 일정하지 않다. 따라서 산 후풍은 초기에 독소를 해독하는 것이 좋다.

• 약차의 재료와 구성

익모초30g, 당귀15g, 우슬12g, 두충12g, 대추8g, 감초5g, 생강5g, 비정제 흑설탕20g

• 해독원리와 효과

익모초는 혈액순환을 촉진하고 어혈을 제거하여 자궁의 기능을 원활하게 한다. 당귀는 호르몬 대사와 혈액보충을 하며 혈액순환을 도와준다. 우슬과 두충은 기를 끌어내려 자궁으로 하강시키는 작용이 있고 어혈을 제거하고 근골을 튼튼하게 한다. 대추는 혈액순환이 잘 되고 근육의 긴장을 풀어준다. 또한 염증을 가라앉히며 소염진통의 작용이 있고 냉증에도 도움이 된다. 감초는 항진된 신경을 이완시켜 주고 체액을 늘여준다. 생강은 몸을 따뜻하게 하며 땀을 내게 하고 부기를 빼준다. 또한 산후의 어혈과 하복통에 효능이 있다. 효과는 출산으로 인해 발생한 독소와 노폐물을 제거함으로써 뚜렷하게 증세를 호전시킨다. 많은 산모들에게 추천하여 해독약 차를 체험하게 한 결과 대부분 좋은 반응이 일어났다.

5) 비만증, 장내가스의 배 불룩 증, 남성의 뱃살, 여성의 팔뚝 살과 뱃살 해독약 차

*비만증

현대인의 병적인 증세이다. 영양분의 과잉섭취, 운동부족, 대사기능저하, 내분비 이상 등 여러 가지 원인으로 표준 체중을 초과하는 현상이다. 그러나 비만증의 80%는 식생활의 문제이다. 비만증으로 인한 대사증후군이나 당뇨, 고혈압, 심장병 등 심각한 병을 유발할 수 있다. 비만은 체내의 독소를 제거하는 것이 가장 효과적이다. 비만도가 심할수록 체내의 독소는 많이 축적되기 때문에 장기간 해독약 차를 애용하는 것이 바람직하다.

• 약차의 재료와 구성

시호10g, 복령10g, 백작약8g, 의이인10g, 택사10g, 비 정제 흑설탕20g

• 해독원리와 효과

시호는 스트레스를 풀어주는 효과가 있고 기의 정체를 잘 소통시켜 준다. 또한 간 기능이 원활히 소통되지 못하는 것을 풀어줌으로써 대사기능을 올려주며 비정상적인 내분비계를 조절해준다. 복령은 체내의 수분을 이뇨작용으로 배설한다. 백작약은 근육의 긴장을 완화해주며 혈액을 보충해주고 혈액순환을 도와준다. 의이인은 체내의 습기를 없애는 작용이 강하여 비만증에 효능이 탁월하다. 택사는 이뇨작용으로 소변을 잘 나오게 하며 습기를 배출하고 열을 내리며 신장의 기능을 도와준다. 효과는 즉효의 다이어트라고 생각하지 말고 체내의 독소배출을 한다는 느긋한 마음으로 하면 의외의 결과를 확인하게 된다. 해독이 되면 대사기능이 좋아지며 자연적으로 다이어트 효과가 나타나기 때문이다.

*장내가스의 배 불룩 증

비만이면서도 배가 불룩한 증세이다. 그 주된 이유를 대개 내장비만이라고 하지만 실제는 소장과 대장의 풍선효과이다. 비만증의 배 불룩 증을 연구하며 발견한 새로운 사실은 내장지방보다는 장의 풍선효과가 더 강력하게 작용한다. 나는 20대 초반부터 배가 튀어나오는 증세가 있었다. 그 배 불룩 증은 오랫동안 계속되었다. 하지만 장내가스의 배출로 지금은 배가 완전히 정상적으로 쏙 들어갔다. 소장은 7미터이고 대장은 1.5미터인데, 그 길 다란 장기에 가스가 생기면 풍선처럼 부풀기 때문에 장 풍선효과라고 명명한다. 가스 또는 공기가 위나 장에 많이 차서 배가 불룩해지는 증세이므로 풍선효과와 동일한 원리이다. 위장안의 가스는 삼킨 공기와 세균 및 효소의 작용에 의해 만들어진다. 주로 발효성 소화불량증, 저산성이나 무산성 위열, 소장이나 대장염일 때 위장관 안에서 세균과 효소의 작용으로 가스가 차서 풍선처럼 부풀어 오른다. 맥주를 즐겨 마시거나 육류섭취가 많은 경우에 잘 생겨난다.

• 약차의 재료와 구성

패모15g, 산사12g, 복령12g, 나복자10g, 택사8g, 생강5g, 비 정제 흑설탕20g

• 해독원리와 효과

패모는 열을 해소하고 체내의 독소를 제거하여 혈압강화를 하며 순환기를 도와주는 효능이 있다. 산사는 소화불량을 개선하며 체했거나 속이 더부룩한 상태(장내 가스)를 해소하는 효과가 있다. 또한 지방을 분해하는 효소가 많이 함유되어 있다. 복령은 체내의 수분을 이뇨작용으로 배설한다. 나복자는 기를 통하게 하고 체한 것을 내리며 복부의 가스, 트림에 효과적이다. 가스배출에 대단히 효과적이다. 택사는 이뇨작용으로 습기를 배출한다. 생강은 몸을 따뜻하게 하며 땀을 내게 하고 부기를 빼준다. 효과는 즉효를 기대하지 말고 장내 가스를 배출한다는 개념으로 느긋하게 하면 어느새 뱃살이 줄어드는 것을 느낄 수 있다. 나는 이 해독약 차를 즐겨 마심으로써 배 불룩증을 완벽하게 개선하였다. 다른 분들에게 추천한 결과도 만족할 만한 개선효과가 나타났다. 다만, 다이어트 약이 아니기 때문에 느긋하게 2개월 정도 해독약 차를 마시는 것이 바람직하다.

＊남성의 뱃살

수많은 남성들은 술을 많이 마시면 뱃살이 나온다는 것을 안다. 스스로 '술 뱃살'이라고 말하기도 한다. 맥주를 즐겨 마시거나 '소주+맥주'를 섞은 '소맥 폭탄주'를 즐기는 사람들은 대부분 뱃살이 두둑하다. 그 이유는 맥주나 소맥 폭탄주는 마실 때는 입맛이 부드러워 좋지만 소화관에 들어가서 찬 성질로 바뀌기 때문이다. 배가 차게 되면 인체는 소화관을 보호하기 위해 내장의 지방을 늘여 보온을 하며 위하수를 막는다. 또 다른 원인은 기름진 음식을 비롯한 갖가지 폭식하게 되면 소화관의 가스로 인한 풍선효과와 더불어 장의 무게를 지탱하기 위해 내장지방이 늘어난다. 따라서 남성 뱃살은 과음과 과식의 원인이 가장 많다.

• 약차의 재료와 구성

오가피15g, 헛개나무12g, 복령12g, 의이인10g, 치자8g, 택사6g, 생강5g, 비 정제 흑설탕20g

• 해독원리와 효과

오가피는 오가피 배당체의 작용으로 기초대사를 조절하는 다이어트 작용이 있으며 종합적인 생체기능을 보전한다. 헛개나무는 남성의 술로 인한 간독을 해소하며 이뇨작용을 원활하게 한다. 복령은 체내의 수분을 이뇨작용으로 배설한다. 의이인은 체내의 습기를 없애는 작용이 강하여 비만증에 효능이 탁월하다. 치자는 열독을 풀어주고 혈액속의 열과 어혈을 해소한다. 또한 체내에 축적된 독소제거를 통해 대사 장애에 효능이 뛰어나다. 택사는 이뇨작용으로 습기를 배출한다. 생강은 몸을 따뜻하게 하며 땀을 내게 하고 부기를 빼준다. 효과는 남성의 뱃살과 술독을 푸는 이중의 해독효능이 있다. 다른 건강기능식품보다 훨씬 해독이 잘되기 때문에 술을 즐겨 마시는 애주가에게는 특별하게 추천하고 싶다.

*여성의 팔뚝 살

수많은 여성들이 팔뚝 살이나 뱃살로 인해 고민을 한다. 다이어트를 해도 팔뚝 살이 줄어들지 않고 뱃살 역시 여전히 두텁게 끼어 있는 증세는 심각한 고민이다. 그러나 팔뚝 살의 연구를 통해서 밝힌 사실은 팔뚝 살이 많은 여성은 대개 어깨와 목 부분도 두텁다는 사실이다. 갑상선 기능이 저하되면 팔뚝 살은 자연히 늘어난다. 그래서 선 채로 일을 많이 하는 식당의 여성 주방장이나 청소부들이 팔뚝 살이 굵은 경우가 많다. 실제 임상을 해본 결과 갑상선의 독소를 제거하면 팔뚝 살이 줄어든다는 것을 확인했다.

• 약차의 재료와 구성

시호15g, 황기12g, 당귀10g, 천궁10g, 맥문동8g, 패모8g, 청피6g, 비 정제 흑설탕20g

• **해독원리와 효과**

시호는 간의 열을 풀어줌으로써 스트레스를 없애주며 교감신경을 진정시킨다. 황기는 면역기능을 강화한다. 당귀와 천궁은 혈액순환을 강화하여 대사기능을 도와준다. 맥문동은 체액을 보충해주는 효과가 있다. 패모는 경화된 갑상선 조직을 연하게 해주는 효능이 있다. 청피는 갑상선 조직의 신진대사를 촉진해준다. 이러한 구성들로 해서 갑상선이 정상화되면 팔뚝 살은 자연히 줄어든다. 효과는 피로감을 줄여주며 상체의 열감을 내려준다. 또한 갑상선 기능을 개선하여 대사기능을 올려줌으로써 부분적 다이어트 효과와 더불어 팔뚝 살을 줄여준다. 팔뚝 살이 굵은 여성에게 추천한 결과 효과가 대단히 좋았다.

* 여성의 뱃살 다이어트

뱃살은 여성의 자궁기능이 저하된 것으로 남성의 뱃살과 달리 하복부를 중심으로 지방이 형성된 것을 볼 수 있다. 자궁이 찬 여성들이 대개 뱃살이 많이 형성되어 있고 출산 후 뱃살이 늘어나는 것을 보면 그 관계를 알 수 있다. 물론 여성도 남성처럼 폭음이나 폭식을 하면 당연히 뱃살이 찌겠지만 그렇지 않으면 대부분 자궁의 냉증이 원인인 경우가 많다. 그러한 여성의 뱃살은 자궁기능을 따뜻하게 강화함으로써 지방을 뺄 수 있다. 특히 갱년기 증후군이나 폐경 직후 여성의 뱃살은 여성호르몬의 원료인 지방의 축적으로 인해 급작스럽게 찐다. 그 경우 역시 자궁의 냉증과 여성호르몬의 불균형이 혼재된 상태를 개선시키면 효과가 있다.

• 약차의 재료와 구성 - 1

익모초15g, 당귀12g, 작약12g, 복령10g, 향부자10g, 택사8g, 백출6g, 비정제 흑설탕20g

• 해독원리와 효과

익모초는 혈액순환을 촉진하고 어혈을 제거하여 자궁의 기능을 원활하게 한다. 당귀는 호르몬대사와 혈액보충을 하며 혈액순환을 도와준다. 작약은 빈혈과 냉증에 효과가 있다 복령은 자궁의 신진대사로 인한 노폐물을 제거한다. 향부자는 여성의 생식기능을 정상화하는 효능이 있다. 택사는 이뇨작용으로 습기를 배출하고 열을 내리며 신장의 기능을 도와준다. 백출은 자궁내의 기능을 강화한다. 효과는 자궁을 따뜻하게 하고 생리통을 개선한다. 또한 하복부의 뱃살을 줄어들게 한다. 최소 2달 이상 꾸준히 마시면 변화된 자신의 모습을 확인할 수 있다.

• 약차의 재료와 구성 - 2, 갱년기 증후군과 폐경기

시호15g, 익모초12g, 당귀10g, 작약10g, 복령8g. 오매8g, 택사6g, 비 정제 흑설탕20g

• 해독원리와 효과

시호는 자율신경계와 내분비계를 조절하여 진정작용을 하는 효능이 있다. 익모초는 혈액순환을 촉진하고 어혈을 제거하여 자궁의 기능을 원활하게 한다. 당귀는 혈액을 보충하며 혈액순환을 조절해준다. 작약은 빈혈과 냉증에 효과가 있다 복령은 자궁의 신진대사로 인한 노폐물을 제거한다. 오매는 혈액순환을 잘 시키며 혈액응고 억제와 혈전 용해 작용이 있다. 택사는 이뇨작용으로 습기를 배출하고 열을 내리며 신장의 기능을 도와준다. 효과는 갱년기 증후군이나 폐경기 후의 여러 증세에도 도움이 된다. 꾸준히 2달 이상 해독약 차를 마시면 컨디션이 개선되면서 뱃살이 빠지는 것을 느낄 수 있다.

3. 자연환경 파괴의 재앙으로부터 해독하기

1) 일본의 원전 방사능과 황사의 해독약 차

일본의 원전 방사능

일본의 에다노 관방장관이 원전 연료봉이 녹아 심각한 상태라고 밝혔다. 그리고 일본 근해에서 어획된 까나리에서 대량의 방사성 물질이 검출되었다. 그뿐 아니다. 독일기상청(DWD)과 노르웨이 대기연구소는 방사성 물질이 우리나라 남한지역에 퍼질 것이라고 예고했다. 또한 "원전 인근 잡초에서 1986년 소련 체르노빌 원전 사고 수준의 세슘이 발견되면서 일본 정부가 공황상태에 빠졌다"는 뉴스도 있다. 한국과 일본의 거리는 220km에서 300km이다. 그렇게 가까운 한일 양국의 거리로 미루어볼 때, 방사능은 더 이상 남의 나라 문제가 아니다. 졸저 "방사능과 암을 극복하는 면역요법"에서 밝혔지만,

방사능도 반드시 해독이 될 수 있다.

방사능에 노출되면 어떤 피해가 있을까?

우선 급격히 산화가 되며 노화현상이 온다. 그래서 면역력이 급격히 떨어지며 각종 질병으로부터 심히 노출된다. 혈액이 심하게 감소되고 적혈구 수치가 줄어들며 체내의 각종 산소나 영양소의 체계가 무너지면서 암을 유발한다. 그렇기 때문에 방사능 해독은 체내의 면역력을 강화시키며 독소배출을 하며 항산화 작용을 할 수 있도록 하는 것이 반드시 필요하다. 만약 방사능 해독에 힘쓰지 않는다면, 향후 5년 이후부터 암을 비롯한 각종 괴질들이 창궐할 수 있다.

*방사능 해독의 사례

1945년 히로시마에 이어 나가사키에도 원폭이 투하되었을 때, 원폭이 폭발한 지점으로부터 불과 1.8킬로미터의 거리에 있던 한 병원만은 의사 선생님 이하 직원, 환자 모두가 방사선 질환으로부터 살아남았다. 그 병원은 나가사키의 성 프란시스코 병원이었다. 그 병원의 내과의사 다쓰이치로 아키즈키(秋月辰一郞)는 환자와 직원들에게 현미밥, 된장국, 미역 다시마 등의 해조류, 호박, 간장 그리고 천일염으로 식사를 하게 했다. 피폭 당시 아키즈키는 29세의 젊은 의사였지만 해독을 연구하고 실행했다. 그가 처방한, 현미밥,

된장국, 해조류 위주의 전통적인 식사는 방사능을 해독했다. 자신은 물론 병원 직원 및 환자 어느 누구도 방사능으로 인해 목숨을 잃지 않았다. 그는 피폭자임에도 불구하고 89세까지 장수하고 2005년 서거했다. 그렇다면 방사능도 해독이 될 수 있다는 뜻이다. 그래서 나는 방사능 해독을 위한 연구를 통해 최대한 면역력을 강화한 해독약 차를 연구했다.

• 약차의 재료와 구성

오가피15g, 어성초12g, 녹차10g, 감초8g, 비 정제 흑설탕20g

• 해독원리와 효과

오가피에 대해 처음으로 연구를 시작한 나라는 구 소련 1970년대 구소련의 과학아카데미에 소속되어있던 브레크만 박사이다. 그는 프랑스 파리에서 열린 약학 심포지움에서 오가피의 약리효과와 연구논문을 발표하여 전 세계인에게 오가피 신드롬을 불러 일으켰다. 특히 소련의 체르노빌 원전 사고 때에는 방사능에 피족된 환자들에 대량의 오가피를 투여하여 환자를 치료한 사실은 해독이 된다는 것을 나타낸다. 어성초가 방사능 해독에 강하다는 사실은 생명력을 통해 입증된바 있다. 1945년 8월 6일 일본 히로시마에 원자폭탄이 떨어졌을 때 반경 2km 이내는 완전히 파괴됐고 방사성 물질에 오염됐다. 그래서 전문가들은 향후 20년간 그곳에는 풀 한포기 나지 않을 것이라고 예상했다. 하지만 1년도 안 돼 비린내가 나는 어성초(魚腥草)가 돋아났다. 그러한 사실은 어성초가 강한 복원력과 적응력을 갖고 있다는 것을 나타낸다. 녹차에는 칼륨과 칼슘이 풍부하여, 세슘-137과 같은 방사능 물질로부터 인체를 보호한다. 칼륨은 세슘-137과 유사한 화합 구성물로, 인체는 칼륨이 부족하면 칼륨과 비슷한 세슘-137을 흡수하게 되기 때문이다. 감초는 체내에 있는 중금속 등의 독성을 배출시키고 항암작용 및 소염작용이 있으며 세포를 재생시키는 효능이 있다. 효과는 이미 세계적인 과학자들의 발표나 원전사고 국가에서 환자를 치료한 것으로 입증한 바 있다. 그러나 문제는 방사능 무감각증이다. 한국의 심각한 상황을 제대로 인식한다면, 맛과 향만 있는 고가의 수입산 커피나 홍차보다는 해독약 차를 마시는 것이 당연히 필요한 일이다. 특히 방사능에 취약한 여자 어린이, 여성, 환자, 노인층은 필수적으로 이 해독약 차를 최소 3개월 이상 마시는 것이 바람직하다.

* 중금속 오염을 동반한 황사

옛날에는 황사가 단순한 모래바람에 불과했다. 하지만 최근의 황사는 규소, 철, 알루미늄, 납, 카드뮴 성분이 들어가 있어 대기 중 중금속 농도를 높인다. 황사가 한반도로 불어오는 길목인 중국의 산둥이라는 지역에 대규모 공단을 건설하며 그에 따른 매연과 중금속이 황사와 동반하기 때문이다. 황사와 함께 오는 각종 먼지는 숨을 쉴 때, 기관지 점막으로 들어가 과민반응을 일으킨다. 이는 콧물, 재채기, 코 막힘, 가려움증, 두통 등을 동반하는 알레르기성 비염으로 발전하기도 한다. 또한 공기 중의 황사가 폐로 들어가서 기도 점막을 자극하면 기관지가 좁아져 호흡이 곤란해지고 기침이 나며 목이 부어 통증을 유발할 수 있다. 특히 기관지가 약한 환자가 황사에 장기간 노출이 되면 호흡 곤란 등 위험한 상황을 초래할 수 있다.

· 약차의 재료와 구성

길경15g, 상실12g, 포공영12g, 약 콩10g, 감초5g, 비 정제 흑설탕20g

· 해독원리와 효과

길경은 예민해진 기관지를 안정시킨다. 사포닌이나 스테로이드 계통의 물질이 많이 함유되어 있어 피를 깨끗이 하고 혈액 속에 있는 콜레스테롤, 지방을 분해시키는 효소의 활성을 증진시키는 기능을 가지고 있다. 동의보감에서는 길경을 인후통(기관지통)과 후비(기관지가 붓는 것)에 효능이 있다고 기록되어 있다. 상실(도토리)은 1kg으로 3.5t의 중금속을 정화하는 강한 해독작용이 있다. 상실은 참나무의 열매로 자연산 알칼리 식품이다. 주요성분인 아콘산은 인체 내부의 중금속 및 유해물질을 흡수, 배출시키는 작용을 통해 노폐물 제거에 탁월하다. 최근 상실(도토리)에 대한 연구가 활발해지면서 도토리 1kg으로 3.5t의 중금속 폐수를 정화할 수 있으며, 도토리에 항암작용이 있다는 결과가 발표된바 있다. 포공영은 피를 맑게 해주며 독성을 해독하는 작용이 뛰어나다. 약 콩은 해독작용이 뛰어나며 지방을 분해하는 효과가 있다. 감초는 체내에 있는 중금속 등의 독성을 배출시키는 효능이 있다. 효과는 과학적으로 입증된 바 있어 새삼 강조할 필요가 없다. 이 해독약 차는 황사 철 동안 꾸준히 마시는 것이 좋다.

2) 중국의 미세먼지와 각종 공해, 여러 가지 중독증의 해독약 차

＊미세먼지와 각종 공해

중국의 미세먼지가 우리나라로 유입되면서 심각한 대기오염을 발생시키고 있다. 천식과 기관지 질환을 비롯한 각종 오염이 비상이 걸린다. 미세먼지에는 공업단지에서 발생한 중금속 등 인체에 해로운 오염물질이 담겨 있다. 특히 겨울철 중국 발 미세먼지는 난방용 무연탄과 자동차 배기가스가 주성분이기 때문에 인체에도 매우 유해하다. 미세먼지의 가장 큰 문제는 대기오염으로 인한 체내 독소의 유입이다. 입자가 작은 먼지가 호흡기 말단까지 유입돼 호흡기는 물론 심혈관계까지 영향을 줄 수 있기 때문이다. 대기오염은 눈이나 코 및 호흡기 전반적으로 먼저 감각적인 반응을 유발한다. 눈이 시리거나 따가운 증상이나 충혈 외에도 콧물, 코 막힘, 목의 칼칼함, 따가움, 기침 등의 증상 등 이다. 이 증세는 심해지면 결막염이나 비염, 천식 등을 일으킬 수 있다. 그래서 비염을 앓고 있는 사람이나 어린이, 노약자들에게는 대기 오염은 심각한 증상 악화의 위험성이 있다. 따라서 예방은 기본이고 그 다음은 미세먼지의 해독이다. 조기의 해독은 증세를 제거하는 효과뿐 아니라, 만성적 질환으로 발전하는 것을 막고 건강 관리를 할 수 있는 지름길이다.

- **약차의 재료와 구성**

  어성초15g, 길경12g, 포공영10g, 생강5g, 비 정제 흑설탕20g

- **해독원리와 효과**

  어성초는 중금속 배출도 하고 아토피 치료도 하는 자연의 해독성분이 있다. 생 어성초는 생선 비린 냄새가 난다. 하지만 말린 후는 냄새가 없다. 어성초와 함께 길경(도라지)이 첨가되면 효과가 배가된다. 길경은 기침, 가래, 천식, 기관지 등에 효과적이다. 한 때 큰 인기를 끌었던 용각산의 주성분이 길경이다. 미세먼지에 대한 길경은 특히 재배된 것보다는 산에서 채취한 자연산이 좋다. 자연산 길경(산도라지)는 인삼이나 홍삼, 산양삼 등에 들어있지 않는 특이 다당체 4가지가 함유되어 있다. 이눌린, 프라코디딘, 화이토스테린, 피토스테놀 이라는 특이한 성분들이 기침과 가래, 천식 등의 기관지계통의 증상에 특별한 효능이 있다. 이 성분들은 재배 길경(도라지)에 비해 4~13배 이상 많이 들어있기 때문이다. 포공영은 피를 맑게 해주며 독성을 해독하는 작용이 뛰어나다. 생강은 대기오염의 해독으로 인한 식중독에 최고의 신약(神藥) 은 생강이다. 효과는 약차의 재료가 해독에 뛰어난 효능이 있는 것으로 평소에 즐겨 마시는 것만으로도 건강에 유익하다. 특히 호흡기가 약한 체질은 일 년에 한, 두 달간은 이 해독약 차를 마시는 것이 좋다.

＊여러 가지 중독증

현대인의 삶에서 각종 독소에 의한 중독증의 위험은 언제 어디서든 도사리고 있다. 식중독을 비롯한 각종 중독증은 일단 한번 걸리면 매우 심각하고 그 영향력도 오래 간다. 순식간에 구급차에 실려 가고 심하면 생명을 잃기도 한다. 경미한 경우라고 해도 최소한 일주일간은 그 독소로 인해 고통을 겪으며 해독이 안 되면 또 다른 질병의 원인이 되기도 한다. 나는 각종 중독증에 걸려 심각한 고통을 받은 적이 여러 번 있었다. 그때 마다 병원을 찾아가기 보다는 해독약 차를 이용해서 큰 효과를 보았다. 식중독으로 일주일을 꼼짝 못하고 침대에 누워있기도 했고 약물중독으로 위험한 상황에 처하기도 했다. 때론 실험을 위한 약재 처방 때문에 졸도를 하기까지 했다. 그러나 기본적으로 독소는 해독이 될 수 있다는 확신이 있어 두려움은 없었다. 여러 가지 중독증에 대한 해독은 상식적으로나마 꼭 알아두어야 할 필요가 없다. 생명이 지장이 없고 며칠 지나면 좋아진다고 해서 끝나는 것은 아니다. 병의 원인은 독소가 잠재됨으로써 생길 수 있다. 일단 가벼운 증세라도 중독증에 걸린 적이 있다면 해독은 필수적인 것이다.

❶ 식중독

•약차의 재료와 구성

감초20g, 검은콩20g, 생강10g, 비 정제 흑설탕20g

• 해독원리와 효과

　감초와 검은콩, 생강은 식중독으로 인한 독소를 배출하는 효능이 탁월하다. 감초의 해독작용은 검은콩을 가미하며 배가되고 생강을 통해서 더욱 좋아진다. 생강의 가장 큰 효능은 해독력이다. 음식에 생강이 양념으로 들어가면 음식으로 인한 식중독을 방지한다. 각종 처방에 생강이 가미되는 것도 약재의 독을 해독하기 때문이다. 예로부터 중국에서는 식중독을 방지하기 위해서 처음 먹는 음식에는 생강을 듬뿍 넣는 풍습이 있다고 한다. 기본적으로 식중독의 독소를 해독할 수 있는 최상의 콤비네이션이다. 효과는 식중독에 걸렸을 때나 다른 분의 식중독에 추천한 결과 모두 뚜렷한 호전효과가 있었다. 전통적으로 검증된 해독약 차이므로 식중독에 필히 사용할 것을 추천한다.

❷ 식물성 중독증

• 약차의 재료와 구성

녹두18g, 감초10g, 죽염4g

• 해독원리와 효과

　녹두는 열을 내리고 소화 및 당질 대사를 원활하게 하며 체내 노폐물을 해독하며 정화한다. 감초는 각종 중독을 풀어주며 중화시켜준다. 죽염은 세포조직의 변질과 부패를 막고 해독작용을 하며 신진대사를 원활하게 한다. 효과는 전통적으로 입증된 바 있다. 녹두와 감초, 죽염의 시너지 효과로 식물성 중독증, 한약재의 중독증에도 두루 적용될 수 있다. 그러나 해독약 차의 재료와 구성에는 중독을 유발하는 약재가 없으므로 해당 사항이 없다.

❸ 농약 성분의 중독증
• **약차의 재료와 구성**

녹두20g, 감초10g, 생강8g, 대추5g, 죽염4g

• **해독원리와 효과**

녹두와 감초는 약을 해독하는 효능이 탁월하다. 생강은 체내의 열을 발산하며 해독하고 대추는 혈액순환을 도와준다. 죽염은 독성으로 인한 세포조직의 변질과 부패를 막고 해독작용을 하며 신진대사를 원활하게 한다. 효과는 농약을 직접 치거나 냄새를 많이 맡았을 때 이 해독약 차를 마시면 해독이 된다. 옛날부터 시골의 농부가 농약을 많이 친 날은 녹두죽을 먹는 풍습이 있었다. 녹두에 감초, 생강, 대추, 죽염의 시너지효과는 해독작용이 탁월하다.

❹ 약물 중독증
• **약차의 재료와 구성**

녹두20g, 생강10g, 감초8g, 대추5g

• 해독원리와 효과

녹두와 감초는 약물에 의한 중독을 해독하는 효과가 뛰어나다. 생강은 체내의 열을 발산하며 해독하고 대추는 혈액순환을 도와주며 신진대사를 원활하게 해준다. 효과는 주로 양약 중독증에 뚜렷한 호전반응이 있다. 양약은 화학합성물이기 때문에 약물 과다복용엔 해독을 해주는 것이 좋다.

3) 아토피와 건선, 대상포진, 습진, 여드름, 피부질환의 해독약차

＊아토피 피부염

일반적으로 유아기 혹은 어린이 시기에 초발하여 만성적으로 재발하는 피부질환이 아토피 피부염이다. 유아습진, 태열이라고도 한다. 유아기에는 얼굴과 사지의 신축부 습진으로 나타난다. 아토피 피부염의 습진은 극심한 가려움을 동반하고 긁으면 2차 감염으로 진물이 흐르거나 염증이 생긴다. 또한 거북이 등처럼 피부가 딱딱해지는 태선화 과정이 나타나기도 한다.

• 약차의 재료와 구성

시호20g, 형개15g, 방풍15g, 당귀10g, 목단피10g, 연교8g, 박하6g, 비정제 흑설탕20g

• 해독원리와 효과

시호는 자율신경계와 내분비계를 조절한다. 형개와 방풍은 얼굴 부위의 신경계를 개선시켜주며 열을 내려준다. 당귀는 혈액순환을 도와준다. 목단피는 혈액순환을 원활하게 도와준다. 연교는 염증을 없애준다. 박하는 피부의 독소를 발산시켜준다. 효과는 즉효를 기대하기 보다는 아토피 피부염의 원인이 되는 독소를 제거하는 것이 기본이다. 따라서 한 달 이상 꾸준히 마시면 서서히 개선이 된다. 이 해독약 차로 아토피 피부염이 개선된 사례가 많다.

* 건선

피부에 붉은 반점과 하얀 각질 같은 것이 생기는 질환이 건선이다. 초기의 증세를 치료하지 않으면 전신으로 퍼져나가 난치가 된다. 양방에서는 건선의 치료를 스테로이드 연고나 내복약 등으로 증상을 진정하는 방법을 사용한다. 그러나 체질의학에서는 건선을 피부를 제2의 장부로 규정하여 체질적 불균형으로 인한 열이 원인으로 보고 해독치료를 한다. 혈(血)에 열이 많은 사람의 피부는 건조해지며 풍습독이 침범해서 건선이 생기기 때문이다.

• 약차의 재료와 구성

형개15g, 방풍15g, 숙지황10g, 연교8g, 당귀8g, 치자8g, 박하8g, 감초5g, 비 정제 흑설탕20g

• 해독원리와 효과

형개와 방풍은 얼굴 부위의 신경계를 개선시켜주며 열을 내려준다. 숙지황은 진액을 보충시켜 건조해진 피부를 윤택하게 해준다. 연교는 염증을 없애준다. 당귀는 혈액순환을 도와준다. 치자는 자율신경계와 내분비계를 조절해준다. 박하는 피부의 독소를 발산시켜 준다. 감초는 각종 약성을 해독하며 체액을 증가시키는 효능이 있다. 효과는 건선을 유발하는 피부의 독소를 제거함으로써 자연 치유력을 높인다. 한 달 이상 꾸준히 이 해독약 차를 마시면 증세가 호전된다.

*대상포진

바이러스 감염으로 인해 생기는 일종의 급성염증성 피부병이다. 몸에 침입하였거나 잠복하던 바이러스가 증식하여 신경을 따라 피부로 다시 나와 대상포진이 유발된다. 몸에 있는 일정한 신경로에 일치하게 지각이상, 신경통이 일어난다. 원인으로는 감염 이외에도 수두-대상포진 바이러스가 소아기에 수두를 일으킨 뒤 몸속의 잠복이다. 주로 면역력이 크게 저하되거나 과로, 스트레스, 다이어트 등으로 다시 활성화되면서 발생한다.

- 약차의 재료와 구성

오가피18g, 당귀15g, 백지10g, 금은화10g, 진피8g, 감초4g, 생강4g, 비정제 흑설탕20g

- 해독원리와 효과

오가피는 간조직의 손상을 막아주며 독성물질을 몸 밖으로 배출하는 해독작용이 좋아 면역기능을 강화한다. 당귀는 부족한 혈액을 보충하며 혈액순환을 도와준다. 백지는 환부에 농이 생기며 상태가 좋지 않을 때 농을 제거한다. 금은화는 환부의 극심한 열과 통증을 완화해준다. 진피는 환부의 혈액순환을 좋게 하며 면역기능을 강화시켜준다. 감초와 생강은 체액을 증가시켜주며 열을 땀으로 배출해주며 해독을 하는 효능이 있다. 효과는 해독을 통해서 면역력을 증강시킴으로써 자연 치유력을 높여 증세를 호전시킨다. 최소 한 달 이상 꾸준히 해독약 차를 마시는 것이 도움이 된다.

*습진

표피에 생기는 피부염 또는 염증이다. 유해화장품, 내장의 습열로 인한 피부열, 피부의 독소 등이 원인이다. 빨간 반점, 발진, 또는 물집, 가려운 것이 특징이다. 그 밖에도 부종, 건조, 각질, 비늘, 물집, 갈라짐, 분비물, 출혈 등 증상 중 하나 또는 몇 가지의 특징을 보인다. 이 증세는 피부의 독소를 해독하는 것이 효과적이다.

• 약차의 재료와 구성

포공영20g, 석창포18g, 고삼15g, 국화10g, 감초5g, 비 정제 흑설탕 20g

• 해독원리와 효과

 포공영은 피를 맑게 하며 면역력을 강화시킨다. 석창포는 동의보감에 기미와 주근깨 등 피부를 좋게 한다고 기록되어 있다. 특히 습진이나 피부병으로 가려울 때 효과가 좋다. 고삼은 말초신경에 진정작용을 한다. 국화는 혈액순환을 도와주며 몸에 열이 많거나 찬 상태의 열을 효율적으로 조절해준다. 또한 피부의 염증을 제거하며 보호하는 효과가 있다. 감초는 체액을 증가시키는 효능이 있다. 효과는 피를 맑게 하고 염증을 제거하며 해독함으로써 증세를 호전시킨다. 한 달 이상 장기적으로 이 해독약 차를 마시면 피부의 상태가 좋아진다.

*여드름

 모피 지선의 염증성 병변으로 사춘기와 젊은 시기에 자주 발병하는 일종의 피부질환이다. 주로 얼굴, 목, 등 부위에 잘 생긴다. 가벼운 여드름은 청춘의 심벌로 애교로 볼 수 있지만 심각하면 흉터를 남기기도 하고 대인기피증을 유발하기도 한다. 한의학에서는 좌창이라고 하며 주된 치료는 해독을 중심으로 이루어진다.

• 약차의 재료와 구성

 형개15g, 방풍15g, 길경12g, 목단피10g, 인진10g, 연교8g, 고삼8g, 비정제 흑설탕20g

• 해독원리와 효과

　형개와 방풍은 얼굴의 신경계를 개선시켜 피부를 안정시킨다. 길경은 농을 제거한다. 목단피는 말초의 각 혈관에 작용하여 혈액순환을 강화한다. 인진은 혈액중의 노폐물을 발한시키거나 이뇨를 촉진하여 혈액을 정화시킨다. 연교는 얼굴부위의 염증을 제거해준다. 고삼은 말초신경을 진정시켜 피부를 안정되게 한다. 효과는 모피 지선의 염증을 해독하며 말초의 혈액순환을 개선하며 독소를 배출하여 피부를 안정시킨다. 한 달 이상 꾸준히 해독약 차를 마시면 뚜렷한 호전반응이 나타난다.

4) 탈모와 발모, 흑모를 위한 두피 독소의 해독약 차

*탈모증

머리가 빠져 있어야 할 부위에 없거나 빈약한 상태가 되며 대머리가 되는 병적 증세가 탈모증이다. 분류를 하면 남성 탈모, 원형 탈모, 여성 탈모로 나눠진다. 탈모증은 주로 체내에 존재하는 남성호르몬과 이에 민감한 머리카락에 의해 발생한다. 체질의학적으로는 혈이 허하고 풍사의 독소가 침습하거나 정신성 손상, 피로, 스트레스 등이 원인이다. 가장 흔한 남성형 탈모는 다인자적 유전으로 발생하며 남성호르몬인 안드로젠이 관여한다. 탈모의 주원인은 유전적인 원인 이외에도 유학, 군 생활과 입시, 직장에서의 과도한 스트레스가 주요한 원인으로 작용한다. 여성의 경우 잦은 파머나 염색, 무스, 스프레이의 과도한 사용으로 모근이 약해져서 탈모가 일어나기도 한다. 이러한 탈모증은 독성물질의 해독이 반드시 필요하다.

❶ 일반적 탈모증

일반적 탈모는 머리에 영양부족이 생기거나 기타원인으로 머리가 빠지는 증세이다. 부분적 탈모로 진행되며 앞머리가 주로 잘 빠지며 전체적으로 머리숱이 줄어든다.

• 약차의 재료와 구성

하수오 20g, 한련초 10g, 당귀 8g, 감초 6g, 비 정제 흑설탕 20g

• 해독원리와 효과

하수오는 탈모를 방지하고 머리를 검게 하는 효능이 있다. 한련초는 흰머리를 검게 해주는 효능이 있고 머리숱을 늘여준다. 당귀는 혈액을 보충하여 머리카락에 영양을 공급해준다. 감초는 체액을 증가시킨다. 효과는 심하지 않는 탈모증에는 개선효과가 빨리 나타난다. 나는 탈모증이 심했는데, 이 해독약 차를 통해 빛 나리를 면했다. 전통적으로 잘 알려진 약재지만, 2개월 이상 장기간 복용하면 육모의 효과도 있다.

❷ 원형 탈모증

원형 탈모는 머리가 원형으로 빠진다고 하여 붙여진 명칭이다. 스트레스로 인해 갑자기 머리 위쪽의 머리카락이 빠지면서 생기기도 한다. 증세가 심해지면 대머리가 된다.

• 약차의 재료와 구성

숙지황 20g, 여정자 18g, 백작약 18g, 당귀 18g, 단삼 15g, 측백잎 15g, 강활 10g, 비 정제 흑설탕 20g

· 해독원리와 효과

숙지황은 머리털을 검게 하며 머리를 자라게 하는 효과가 있다. 여정자는 머리카락을 검게 하며 숱을 늘여준다. 백작약과 당귀는 혈액순환을 좋게 하며 모발에 영양을 공급한다. 단삼은 관상동맥 확장작용이 있어 두피의 혈행을 개선한다. 측백잎은 피를 맑게 하며 두피의 열을 제거하여 탈모를 방지해준다. 강활은 열을 내리고 두피의 진균을 억제하는 작용이 있다. 효과는 두피를 개선하고 모발의 영양공급을 함으로써 원형 탈모를 막아준다. 급성원형 탈모증에는 커피를 탄 물로 머리를 마지막으로 행구어 주는 방식이 빠르다. 산성화된 두피를 알칼리의 커피 성분이 중화함으로써 효과가 나타난다.

❸ 발모

머리카락이 일반형 탈모나 원형 탈모로 인해 빠지는 증세에 따라 발모를 하는 것이 효과적이다. 발모는 두피의 영양관리를 하며 모근을 튼튼하게 해야 하는 것이 중요하다.

· 약차의 재료와 구성

하수오20g, 숙지황18g, 한련초15g, 여정자15g, 측백잎15g, 당귀10g, 백작약10g, 비 정제 흑설탕20g

· **해독원리와 효과**

하수오는 탈모를 방지하고 머리를 검게 하는 효능이 있다. 숙지황은 머리털을 검게 하며 머리를 자라게 하는 효과가 있다. 한련초는 흰머리를 검게 해주는 효능이 있고 머리숱을 늘여준다. 여정자는 머리카락을 검게 하며 숱을 늘여준다. 측백잎은 피를 맑게 하며 두피의 열을 제거하여 탈모를 방지해준다. 백작약과 당귀는 혈액순환을 좋게 하며 모발에 영양을 공급한다.

효과는 전통적으로 발모가 입증된 약재이므로 당연히 개선이 된다. 단, 며칠 정도 이 해독약 차를 마심으로써 당장 발모를 기대해서는 안 된다. 발모를 위한 기본은 최소한 21일 이상 꾸준히 해독약 차를 마시는 것이 좋다.

❹ 흑모

체질적으로 쉽게 화를 내거나 머리카락이 푸석하고 두피의 열이 많고 스트레스가 심하면 탈모가 되거나 백모가 된다. 그런 경우, 머리카락의 멜라닌 색소를 보충하는 것이 효과적이다.

· **약차의 재료와 구성**

하수오20g, 숙지황18g, 오디18g, 구기자15g, 검은콩15g, 측백잎15g, 한련초12g, 비 정제 흑설탕20g

• 해독원리와 효과

하수오는 탈모를 방지하고 머리를 검게 하는 효능이 있다. 숙지황은 머리털을 검게 하며 머리를 자라게 하는 효과가 있다. 오디는 머리를 검게 한다. 구기자는 특별한 항산화 성분들이 많아서 세포 노화를 예방한다. 검은콩은 탈모예방 및 머리를 검게 하는 효과가 있다. 측백잎은 피를 맑게 하며 두피의 열을 제거하여 탈모를 방지해준다. 한련초는 흰머리를 검게 해주는 효능이 있고 머리숱을 늘여준다. 효과는 수십 명을 대상으로 임상 실험한 결과 뚜렷하게 흰 머리가 검은 머리로 변화되는 반응이 나타났다. 나는 한 때 흑모환을 개발하여 식품으로 개발하기 위해 수차례 임상 실험을 해보았는데, 매우 효과적이었다.

4. 난치성 질환으로부터 해독하기

1) 위암, 대장암, 간암, 폐암, 췌장암, 자궁암 등 각종 암과 해독약 차

각종 암 질환

한국의 암 경험자 130만이다. 우리나라 인구 45명 중 1명이 암에 걸린 적이 있거나 치료를 받고 있다는 뜻이다. 성인 인구 중 3명 중에 1명이 걸린다는 암, 인류에게 가장 위협적인 질병이다. 암은 세포 부전으로 인해 발생하는 질환이다. 특정 세포가 변이되면서 자꾸 분열해서 인체 조직의 한 부분을 크게 자라게 하는 이상 증세이다. 체내 세포의 분열을 중지하게 하는 유전자가 손상되어 분열조절이 안되면 바로 암이 된다는 의미이다. 그래서 암은 나이를 먹을수록 발생할 확률이 높아진다. 오래 살수록 체내 독소가 많이 축적되면서 유전자의 변형이 되기 때문이다.

암에 대한 오해와 진실

"암에 걸린다고 죽지 않는다. 그동안 거짓을 세뇌당한 것. 암은 별다른 병이 아니며 큰 돈 들이지 않고 회복할 수 있고, 그 후에 더 건강해질 수도 있다. 이 사실이 주요언론에 안 나오는 건 엄청난 이권이 걸려 있어서다."(로레인 데이/전UCSF의대교수)

"모든 암은 2주~16주 만에 치유된다. 경력 많은 의사라면 자연치유가 가능하다는 걸 안다.

그게 나아가야 할 방향이다. 칼슘, 풍부한 산소, 녹색채소, 미네랄, 영양공급으로 독혈증에서 벗어나고 몸이 알칼리성이 되면 암이 멈춘다."(레오나르도 콜드웰/암 전문의)

"암 판정은 병리의사의 주관에 전적으로 의존한다. 의사가 다르면 진단도 달라진다. 같은 의사라도 아침저녁으로 다르게 진단할 수 있다. 암이라고 하나 전이가 없고 성장도 느려 생명에 지장 없는 것도 많다. 초기 암은 그런 것이 압도적 다수다."(곤도 마코토/의사)

"암에 걸린 도쿄의대 교수 4명은 항암제를 단호히 거부하고 식사요법과 자연요법으로 치료를 받고 있다고 했다. 그들은 환자들이 대체요법을 물을 때 "그거 믿을 게 못돼요. 미신이니까 속지 마세요."라고 했던 사람들이다."(항암제로 살해당하다/후나세 스케)

"항암제는 반 항암제 유전자(ADG)로 무력화된다. 항암제의 맹독성은 조혈기능을 파괴하고 암과 싸우는 NK세포를 없앤다. 또한 항암제 자체에 강렬한 발암성이 있다. 방사선도 마찬가지다. 현대의학

적 암 치료가 암증식과 발암을 돕고 있다."(항암제로 살해당하다)

　암에 대한 진실과 오해의 경계선을 찾기는 힘들다. 하지만 자연치료법과 약초치료는 돈이 안되기 때문에 FDA의 승인을 못 받고 진실이 묻힌 것은 확실하다. 정확한 체질을 알고 건강한 식단과 몸의 면역력을 강화하면 암은 스스로 없어지기도 하며 치료를 할 수 있다. 미국의 르네, 학시, 거슨 박사의 치료법은 실효가 있었다는 증거가 명확하게 있었다. 하지만 의약업계에 의해 조직적으로 매도되며 은폐되고 말았다. 자본주의의 경제논리로 분명 부작용이 심각하고 결국 죽게 되는데도 화학요법, 방사선치료, 수술 등을 고수하는 것은 문제가 있다. 물론 거대제약회사와 병원의 경제논리로 보면 진실이다. 하지만 중요한 사실은 자연치유와 약초치료로 해독을 하면 암을 완치할 수 있다는 점이다. 나는 한방해독요법으로 암을 완치할 수 있다고 확신한다. 실제 해독을 통한 암 완치의 사례는 주변에 많다. 병원에서 포기한 암환자라고 할지라도 자연의 성분은 치료를 한다. 수백 년, 천 년 이상을 사는 거대한 나무들이 해독의 산증인이다. 또한 세계적인 장수촌 사람들도 암에 거의 걸리지 않는다는 사실이 그 사실을 반증한다. 나는 한국, 중국 등의 동북아와 말레이시아, 미얀마, 필리핀 등 동남아의 해독약초를 연구하고 있다. 또한 암 완치를 위해 필수적인 체질진단과 체질약침 연구도 병행하고 있다. 그리하여 "암 완치 해독요법"을 집필하여 조만간 출간할 예정이다.

*각종 암의 해독약차

• **약차의 재료와 구성**

유근피20g, 겨우살이18g, 천마10g, 바위손10g, 백화사설초10g, 오가피10g, 생강5g, 감초5g

*위암

• **약차의 재료와 구성**

백강잠20g, 봉출18g, 삼릉18g, 현호색15g, 천화분15g, 금은화15g, 포공영15g, 생강5g, 감초5g

*대장암

• **약차의 재료와 구성**

천화분20g, 측백옆18g, 지유18g, 현호색15g, 선학초15g, 동충하초10g, 어성초10g, 생강5g, 감초5g

*간암

• **약차의 재료와 구성**

석창포20g, 어성초18g, 천화분18g, 선학초15g, 토복령15g, 구기자12g. 포공영10g, 생강5g, 감초5g

*폐암

- **약차의 재료와 구성**

패모20g, 측백옆18g, 만삼18g, 천화분15g, 어성초15g, 백화사설초12g, 동충하초10g, 생강5g, 감초5g

*췌장암

- **약차의 재료와 구성**

천화분20g, 통과18g, 토복령18g, 패모15g, 선학초15g 백화사설초12g, 동충하초10g, 생강5g, 감초5g

*전립선암

- **약차의 재료와 구성**

천화분20g, 금은화18g, 포공영18g, 질경이15g, 선학초12g, 비파잎12g, 동충하초10g, 생강5g 감초5g

*자궁암

- **약차의 재료와 구성**

우슬20g, 현호색18g, 대계(엉컹퀴)15g, 천화분15g, 금은화12g, 포공영12g, 단삼10g, 생강5g, 감초5g

• 해독원리와 효과

암에 관한 재료는 모두 항암 성분이 있으며 피를 맑게 하고 면역 기능을 높는 것으로 구성되어 있다. 탁한 혈액이나 체내 노폐물 등의 원인으로 세포 부전이 되는 암의 기전으로 미루어보면, 해독은 반드시 해야 하는 것으로 간주될 수 있다. 따라서 암의 해독약 차의 원리는 기본이며 개별적인 것은 체질에 맞는 식단과 더불어 해독요법을 하는 것이 바람직하다. 각종 암의 해독약 차는 기본적으로 해독효능이 강하므로 3개월 이상 장기적으로 즐겨 마시는 것만으로 면역력을 높이고 자연 치유력을 증강시킨다. 단, 암에 관한 한방 해독요법 혹은 치료는 개별적인 체질진단을 통해야 하므로 전문가의 상담을 요한다.

2) 뇌졸중(중풍)과 동맥경화, 심장병의 해독약 차

＊뇌졸중(중풍)

　뇌졸중은 한방으로 중풍이라 한다. 증세가 갑자기 생기고 빠르기가 풍우가 몰아치듯 한다고 해서 폭풍의 한가운데라는 뜻의 중풍이다. 뇌졸중은 전조 증세가 있지만 대개는 갑자기 졸도하고 경련을 한다. 증세가 가벼우면 눈과 입이 비뚤어지고 반신마비가 된다. 그러나 심하면 혼수상태에 빠지며 목에서 가래가 끓고 목구멍이 막히면서 전신불수가 되기도 한다. 매우 심각한 증세는 혼미상태에서 깨어나지 못하고 빠르면 12시간에서 길면 7일 이내로 사망하는 경우가 많다. 중풍의 원인에 대해서 서양의학은 고혈압, 동맥경화증이라고 한다. 그러나 체질의학으로는 중풍의 주원인은 만성체증이다. 만성체증이 있는 상태에서 급체 혹은 체내의 습, 열, 풍이 뇌혈관을 막히게 하거나 터지게 하는 것으로 분석한다. 그 이유는 비만하거나 평소 만성체증이 있는 체질이 과식이나 과음으로 인해 습, 열, 풍이 상기하면 걸리기 때문이다. 만성체증이 있는 경우, 습 담이 많아지고 기혈의 순환이 정체되거나 악화되어 중풍에 걸린다. 이러한 사실은 뇌졸중(중풍)에 걸린 환자들을 대상으로 조사한 결과로 증명된다. 만성체증은 자각과 무자각으로 분류되는데, 대개 비만인 경우 무자각 체증으로 인해 중풍 발병 빈도가 높다. 따라서 중풍은 체기(독소)를 배출하는 것이 매우 중요하다.

• 약차의 재료와 구성

황기20g, 숙지황18g, 방풍18g, 백강잠18g, 홍화15g, 백출10g, 감초5g, 비 정제 흑설탕20g

• 해독원리와 효과

황기는 인체의 대사기능을 증가시킨다. 숙지황은 신체 하부의 혈류 순환으로 뇌조직의 압력을 줄인다. 방풍은 열을 내려주며 몸속의 습을 제거하며 중풍으로 인한 반신불수, 마비 등을 치료하는 효능이 있다. 백강잠은 기를 맑게 하고 울결 되어 있는 기를 풀어주는 효과가 있다. 홍화는 순환기계의 혈액순환을 촉진시키는 효과가 있다. 백출은 혈액을 조성하는 위의 기능을 도와준다. 감초는 체액을 증가시키며 약재들을 조화롭게 해준다. 효과는 고가의 건강식품보다 이 해독 약 차가 훨씬 증세의 호전반응이 빠를 수가 있다. 그 이유는 뇌졸중의 주요원인인 독소를 제거함으로써 면역력이 높아지고 자연 치유력이 회복되기 때문이다.

*동맥경화증

동맥의 벽에 지방 등 여러 가지 물질이 쌓여서 두터워지고 딱딱해지는 증세가 동맥경화증이다. 동맥경화가 되고 있는 혈관은 탄력을 잃고, 점점 좁아지게 진다. 그러다가 점차 증세가 심해지면 혈관을 통해서 혈액을 공급받던 기관은 혈액 공급이 이루어지지 않아 문제가 생긴다. 주요 원인은 아직 완전히 밝혀지지 않고 있다. 그러나 가장 큰 원인은 혈액 속에 콜레스테롤이 많은 고콜레스테롤 혈증, 고혈압, 흡연 등이다. 당뇨병, 비만증, 운동 부족도 원인이 되며 성격이 너무 꼼꼼하고 다혈질 체질이나 노화도 원인이다. 동맥경화증은 혈관의 노화 현상으로 독소제거를 하는 것이 가장 바람직하다.

• 약차의 재료와 구성
가시오가피20g, 구기자18g, 지실18g, 영지버섯10g, 솔잎10g, 감초5g, 생강5g, 대추3g, 비 정제 흑설탕20g

• 해독원리와 효과
가시오가피는 간 조직의 손상을 막아주고 독성물질을 해독하는 효과가 있다. 구기자는 피를 맑게 하며 콜레스테롤 수치를 낮춰주는 효과가 있다. 지실은 장내의 숙변을 제거하여 노폐물과 독성물질을 해독한다. 영지버섯은 혈관을 깨끗하게 해주며 혈압을 낮춰준다. 솔잎은 혈관속의 콜레스테롤을 제거하며 말초신경을 확장하는 작용이 있다. 감초는 체액을 증가시켜준다. 생강은 산소흡입작용을 도와주며 위장내의 혈액의 노폐물을 없애는 효과가 있다. 대추는 간 기능을 활성화시키고 내장기능을 좋게 한다. 효과는 독소의 제거와 숙변제거,

혈관청소, 말초신경 확장 등으로 혈관의 환경을 개선한다. 2개월 이상 꾸준히 마시면 건강한 혈관으로 회복할 수 있다.

*심장병

심장에 생기는 증세로 심근경색과 협심증이 대표적이다. 주로 관상동맥이 경화되면서 강관벽이 두터워지고 직경이 좁아져 심장에 공급하는 혈액량이 줄어듦으로 발생한다. 심장의 삼천판, 승모판, 폐동맥판 등 혈액 순환기의 밸브가 작동되지 않아 혈류의 변조를 유발한다. 심장병의 종류는 크게 나눠 허혈성 심장병과 심장 판막증으로 구분한다. 심장병으로 인한 심장근육의 손상은 재생이 되지 않으며 영원히 회복되지 않는다. 따라서 건강한 심장관리를 위해서는 심장의 혈관이나 근육에 독소가 생기지 않도록 해독을 하는 것이 최선이다.

❶ 허혈성 심장병

・약차의 재료와 구성

상기생20g, 계지18g, 길경18g, 단삼15g, 감초5g, 대추5g, 비 정제 흑설탕20g

・해독원리와 효과

상기생은 손상된 근육을 원활하게 한다. 계지는 심장부위의 혈관을 확장하여 강심하는 효과가 있다. 길경은 심장 내 혈관의 대사산물을 배설하는 작용이 있다. 단삼은 심장혈관의 정체를 해소한다. 감초는 체액을 증가시키며 약재들을 조화롭게 한다. 대추는 빈혈, 불면증, 전신쇠약 등에 효능이 있다. 효과는 허혈의 원인이 되는 독소를 제거하고 심장의 기능을 개선한다. 심장이 약한 체질에도 도움이 된다.

❷ 심계와 심한 통증
• **약차의 재료와 구성**

단삼20g, 복령18g, 계지15g, 산약15g, 도인12g, 생강5g, 감초5g, 비 정제 흑설탕20g

• **해독원리와 효과**

단삼은 심장혈관의 정체를 해소시킨다. 복령은 대사기능을 약화시키는 노폐물을 해소한다. 계지는 심장부위의 혈관을 확장하여 심장을 강화하는 효과가 있다. 산약은 인체의 저항력을 증가시킨다. 도인은 혈액의 정체로 인한 비정상적인 혈액대사를 조절해준다. 생강은 산소흡입작용을 도와주며 위장내의 혈액의 노폐물을 없애는 효능이 있다. 감초는 체액을 증가시키며 약재들을 조화롭게 한다. 효과는 심계와 통증을 완화시키며 심장의 기능을 개선한다. 한 달 이상 꾸준히 마시면 증세의 호전이 서서히 나타난다.

3) 류머티스 관절염, 퇴행성관절염, 요통, 오십견과 해독약차

*류머티스 관절염

관절에 통증과 부기, 뻣뻣함을 유발하여 영향을 주는 증세이다. 한쪽 무릎이나 손에 류머티스 관절염이 있다면 다른 쪽에도 대개 있다. 이 질병은 흔히 여러 관절에 발생하며 몸의 어느 관절이라도 생길 수 있다. 손가락, 손, 발, 손목, 발목, 무릎 등 여러 관절이 아프고 붓는 염증이 있으면서 근육, 피부, 폐, 눈 등 여러 장기에도 이상을 초래할 수 있다. 류머티스 관절염의 원인은 몸속에 면역성의 이상으로 생긴다고 알려져 있다. 주된 원인으로 유전자, 환경, 호르몬 등을 꼽고 있다. 따라서 환경이나 호르몬의 체내 독소를 제거하는 것이 효과적이다.

• 약차의 재료와 구성

위령선18g, 상지15g, 계지15g, 금은화12g, 목통12g, 괴화12g, 창출10g, 소엽8g, 비 정제 흑설탕20g

• 해독원리와 효과

위령선은 환부의 부종이 심하여 관절의 형태가 변형된 경우에 수분대사를 조절한다. 상지는 풍습을 없애고 관절을 이롭게 한다. 계지는 혈관을 확장하여 혈액순환을 촉진시킨다. 금은화는 관절 내에 염증이 심하여 화농까지 된 것을 소염하는 작용이 있다. 목통은 소염이뇨 작용이 강하며 어혈을 제거하는 효능이 있다. 괴화는 간의 열을 내려주고 지혈작용이 있다. 창출은 뼈마디가 쑤시고 붓고 아리는 증세인 풍습을 없애는 효과가 있다. 소엽은 혈액순환을 도와주며 염증을 제거하는 효능이 있다. 효과는 체내 독소를 제거하여 면역력을 강화하여 자연 치유력을 높인다. 이 해독약 차는 뚜렷한 효과를 보기 보다는 기본적인 독소제거에 주안점을 두는 것이 좋다.

*퇴행성관절염

관절 연골의 손상으로 관절의 통증과 운동장애를 보이는 는 것이 퇴행성관절염이다. 주로 50대 이후에 발병하며, 노인 연령에서 가장 흔하다. 관절염 중 가장 많다. 관절 연골의 손상을 가져 오는 원인으로는 체중과다, 관절의 외상, 주위 뼈의 질환, 근육의 약화, 관절의 신경 손상, 등이 있다. 이밖에 유전적인 소인에 의해서도 발생할 수 있다. 나는 관절염으로 인해 많은 고통과 불편을 겪었다. 그러면서 한 가지 깨달은 사실은 대개의 퇴행성관절염은 연골이나 관절의 뼈 이상이 아니라는 점이다. 관절 주변의 근육과 신경의 이상으로 인해 연골이 손상되며 관절의 뼈 이상이 생긴다는 것을 발견했다. 따라서 관절염은 먼저 관절 주변의 근육과 신경의 해독을 하는 것이 효과적이다. 실제 그러한 원리로 수없이 많은 분들의 퇴행성관절염을 완치시켰으며 나 또한 건강한 관절을 지니게 되었다.

• 약차의 재료와 구성

독활18g, 계지15g, 당귀15g, 우슬10g, 두충10g, 감초5g, 건강5g, 비 정제 흑설탕20g

• 해독원리와 효과

독활은 스테로이드 호르몬의 복합물질을 함유하고 있어 신경 중추를 마비시키는 진통작용, 신경안정제의 효능이 있다. 계지는 혈관을 확장하며 혈액순환을 좋게 하며 관절의 형태가 변형되지 않도록 수분대사를 조절한다. 당귀는 관절 내로 혈액순환이 잘 되도록 한다. 우슬과 두충은 관절의 경직이 오래되어 관절 주위의 근육이 무력해진 것을 다시 회복시킨다. 생강은 산소흡입작용을 도와주며 열을 배출한다. 감초는 체액을 증가시키며 약재들을 조화롭게 한다. 효과는 관절 주변의 근육 이상으로 인한 증세에는 대단히 효과적이다. 연골이나 관절의 뼈 이상의 경우엔 기본적인 해독작용을 통해 자연 치유력을 높이는데 도움이 된다.

* 요통

견딜 수 없이 지긋지긋한 허리의 통증을 요통이라고 한다. 요통의 발병원인은 다양하다. 체질의학적으로는 분류하면, 신허요통, 풍습요통, 증식성 척추염, 허리근육 손상, 급성 요부염좌, 부인과 병에 의한 요통, 만성체증에 의한 요통 등이 있다. 나는 한 때 허리의 통증으로 6년간을 고생했다. 유명한 침술원이나 의원을 찾아다녔지만 약과 침이 무효했다. 그래서 스스로 침술을 연구하고 해독약 차를 통해 독소를 배출하여 완치한 적이 있다. 요통은 다른 질환과 마찬가지로 허리의 근육이나 신경이 약화되거나 독소가 모여 있어 원인이 되는 경우가 많다. 따라서 독소의 제거는 요통에서도 마찬가지로 매우 중요한 기본적인 사항에 속한다.

❶ 신허요통 – 정기와 혈기의 부족이 원인

• **약차의 재료와 구성**

검은콩20g, 속단18g, 진피15g, 소회향12g, 생강8g, 감초5g, 비 정제 흑설탕20g

• **해독원리와 효과**

검은콩은 신장 기능을 강화하여 대사 촉진을 하는 효능이 있다. 속단은 요추주변의 혈액순환을 촉진한다. 진피는 요추로 기를 내리며 대사기능을 방해하는 노폐물을 제거한다. 소회향은 요추의 기를 잘 통하게 하고 찬 기운을 없애며 진통작용이 있다. 생강은 찬 기운을 몰아낸다. 감초는 체액을 증가시킨다. 효과는 신장 기능을 강화하며 해독을 함으로써 요통의 원인을 제거한다. 한 달 이상 꾸준히 마시면 증세가 호전이 된다.

❷ 풍습요통 – 풍, 한습 사기의 침습이 원인

• 약차의 재료와 구성

위령선18g, 독활15g, 현호색15g, 상기생12g, 방풍12g, 생강5g, 감초5g, 비 정제 흑설탕20g

• 해독원리와 효과

위령선은 요추부위의 염증이 오래되어 화농이 된 것을 소염하는 작용이 있다. 독활은 스테로이드 호르몬의 복합물질을 함유하고 있어 신경중추를 마비시키는 진통작용, 신경진정제 등의 효능이 있다. 현호색은 모르핀의 정도에 이르는 탁월한 진통효과가 있다. 상기생은 손상된 근육과 뼈를 원활하게 하는 효과가 있다. 방풍은 뼈와 근육의 통증을 내려주는 효과가 있다. 생강은 찬 기운을 몰아낸다. 감초는 체액을 증가시킨다. 효과는 풍, 한습의 사기를 해독함으로써 서서히 증세를 개선한다. 한 달 이상 꾸준히 마시는 것이 좋다.

❸ 타박상이나 염좌로 인한 요통

• 약차의 재료와 구성

당귀15g, 적작약15g, 천궁12g, 도인10g, 홍화8g, 유향8g, 감초5g, 비 정제 흑설탕20g

• 해독원리와 효과

　당귀와 천궁은 요추부위의 혈액을 늘여주며 부족한 영양을 공급한다. 적작약은 일체의 혈액에 쌓인 열과 어혈을 풀어주는 효능이 있다. 도인은 요추부위의 혈액순환을 촉진한다. 홍화는 순환기계의 혈액순환을 촉진한다. 유향은 염증으로 인한 통증을 제거해주는 효과가 있다. 감초는 체액을 증가시킨다. 효과는 타박상이나 염좌로 인한 어혈이나 독소를 배출함으로써 손상된 부위의 회복을 돕는다. 그 어떤 건강식품보다 천연성분으로 자연 치유력을 높인다.

❹ 원인 미상으로 인한 요통

• 약차의 재료와 구성

　속단18g, 우슬15g, 두충15g, 당귀12g, 홍화12g, 위령선10g, 도인8g, 비정제 흑설탕20g

• 해독원리와 효과

　속단은 요추부위의 혈액순환을 촉진한다. 우슬과 두충은 요추부위의 근육과 인대 등을 강화시켜준다. 당귀는 혈액을 보충하여 인체의 저항력을 증가시킨다. 홍화는 순환기계의 혈액순환을 촉진한다. 위령선은 요추부위의 염증이 오래되어 화농이 된 것을 소염하는 작용이 있다. 도인은 요추부위의 혈액순환을 촉진한다. 효과는 원인미상의 요통이라도 해도 체내 독소를 배출하며 요추의 근육과 인대를 강화함으로서 증세를 개선한다. 원인미상의 요통인 경우, 한 달 이상 마시면 요추와 근육, 인대, 혈액순환이 좋아짐으로 증세가 개선이 된다.

＊오십견

40세부터 50세 전후에 걸쳐서 어깨가 아프고 움직이면 통증이 일어나는 증세를 오십견이라고 한다. 컴퓨터 사용을 장기간 하거나 무리한 근육사용을 하면 일어나기 쉬운 증세이다. 일반적으로는 일종의 노화현상으로 어깨의 관절보다는 관절 주위의 근육이나 힘줄, 신경에서 일어나는 견 관절 주위염이다. 오십견의 통증은 체질에 따라 차이가 있으며 어깨 관절 주위의 독소를 제거하면 치료 효과가 매우 빠르게 나타난다.

· 약차의 재료와 구성

갈근20g, 계지18g, 작약18g, 버드나무15g, 방풍12g, 강활12g, 백출8g, 생강5g, 감초5g, 비 정제 흑설탕20g

· 해독원리와 효과

갈근은 견 관절의 근육에 진액을 보충하고 근육의 긴장을 완화해준다. 계지는 혈관을 확장하여 혈액순환을 도와준다. 작약은 일정한 상태로 혈관 벽을 수렴하여준다. 버드나무 껍질은 진통 효과가 있다고 '동의보감'에 기록되어 있다. 바이엘의 유명한 진통제인 아스피

린은 버드나무 껍질에서 추출한 살리실 염을 주성분으로 한다. 방풍은 뼈와 근육의 통증을 내려주는 효과가 있다. 강활은 긴장된 견 관절 부위의 신경 근의 통증을 감소시킨다. 백출은 생체 대사로 인한 노폐물을 제거한다. 생강은 찬 기운을 몰아낸다. 감초는 체액을 증가시킨다. 효과는 어깨의 독소를 제거하고 혈액순환을 개선함으로 호전이 된다. 단 이 해독약 차와 더불어 어깨의 사혈 요법을 병행하는 것이 효과적이다.

4) 전립선비대증, 발기부전, 성기능 장애와 해독약 차

*전립선비대증

전립선이 여러 가지 이유로 비대해지는 현상이 전립선비대증이다. 비대의 원인은 여러 가지가 있다. 전립선 비대의 주원인은 요도나 방광의 경부, 방광삼각부 등의 점액분비선이나 방뇨도선 등이 커짐으로 나타난다. 일반적 증상은 배뇨 곤란이다. 합병증으로 요도감염(방광염, 신우신염, 부고환염), 결석형성(방광결석), 출혈, 육주(肉柱)방광, 방광게실(憩室)도 볼 수 있게 된다. 따라서 전립선비대증이 일어나지 않도록 요도나 방광의 독소를 배출하는 것이 가장 효과적이다.

- 약차의 재료와 구성

차전초20g, 목통18g, 계지15g, 두충15g, 죽엽12g, 소회양10g, 감초5g, 비 정제 흑설탕20g

- 해독원리와 효과

차전초는 전립선 주변으로 혈액이 유도하게 한다. 목통은 방광염과 부종을 치료하며 소염과 이뇨작용이 있다. 계지는 전립선 주위의 혈관을 확장하여 혈액을 흘러들게 한다. 두충은 하복부로 혈액순환을 촉진시킨다. 죽엽은 열을 내리며 체내의 수분정체로 인한 담을 제거하는 효능이 있다. 소회향은 전립선 주변의 혈관확장으로 혈액순환을 도와준다. 감초는 체액을 증가시켜준다. 효과는 전립선 주변의 독소를 제거하고 혈액순환을 강화함으로써 전반적인 기능이 개선된다. 한 달 이상 꾸준히 해독약 차를 마시면 도움이 된다.

*발기부전

발기가 충분히 일어나지 않거나 발기가 되더라도 유지하지 못하여 성교가 불가능한 상태이다. 이러한 발기부전은 증가하고 있는 추세라고 한다. 우리나라에도 40대 이상 남성의 52%가 발기에 문제가 있다는 보고도 있다. 발기부전의 원인은 정신적 문제로 발생하는 심인성과 신체적 이상으로 발생하는 기질성으로 나눌 수 있다. 50% 이상은 기질성으로 발생하고 고령이 될수록 기질성의 비율은 더 높아진다. 이러한 기질성이나 심인성의 발기부전은 체내의 독소와 관련이 있다. 따라서 음경해면체 동맥을 비롯한 발기 메카니즘의 해독은 필수이다.

• 약차의 재료와 구성

부추씨20g, 창출15g, 산약10g, 토사자8g, 차전자8g, 파고지8g, 세신5g, 비 정제 흑설탕20g

• 해독원리와 효과

부추씨는 조루증과 성기능 위축증을 다스리는 효과가 있다. 창출은 비위를 튼튼하게 하며 허리와 배꼽사이의 혈을 잘 돌게하여 에너지를 흡수를 도와준다. 산약은 정력을 강화하는 자양강장에 특별한 효능이 있다. 토사자와 차전자, 파고지는 생리기능을 활성화한다. 세신은 열을 내리며 기관지의 말초신경을 확장하여 기 에너지의 순환을 촉진한다. 효과는 발기의 메카니즘을 활성화함으로써 뚜렷한 개선이 된다. 그러나 비아그라나 시알리스 등의 속효성 발기제에 길들여진 경우엔 인내력이 필요하다. 최소한 21일 이상 느긋하게 마시다보면 어느새 좋아지는 것을 분명히 느낄 수 있다.

 *성기능 장애

성기능 장애의 종류는 다양하다. 발기력에 관계된 발기불능과 발기부전이 있고 조루증, 성욕저하, 유정, 몽정, 성 교통, 불감증, 등이다. 이 증세들은 대부분 성적 에너지와 관계가 있다. 성욕과 성충동, 발기의 메카니즘이 심리적인 요인보다는 체질적인 요인이 결정하기 때문이다.

과거에는 성기능 장애의 원인을 정신적인 것으로 간주했지만 체질의학으로 보면 80%이상이 에너지체계의 이상이다. 정상적인 성기능은 호르몬계, 신경계, 혈관계, 내분비계 및 음경해면체 등의 여러 가지 에너지체계가 제 기능을 다할 때 이루어진다. 이 중 한 에너지 계통에 이상이 생겨도 정상적인 발기가 이루어질 수 없다. 그 밖에도 만성질환이나 일시적인 과다 약복용이나 식생활, 음주, 스트레스 등이 문제가 될 수 있다. 그렇다고 성기능 장애를 양약으로 해소하는 것은 바람직하지 않다. 먹는 약 종류로는 레비트라, 비아그라, 자이데나, 시알리스, 브라본토 등이 있다. 그러나 약물은 부작용이 있을 수 있는 위험성이 있다. 그러한 약물요법보다는 몸의 독소를 제거하여 성기능을 정상화하는 것이 훨씬 효과적이다. 성기능이란 건강의 지표이며 체내의 독소량을 알 수 있는 척도가 되기도 한다. 따라서 성기능 장애를 극복하기 우해서는 해독이 필수적이라고 할 수 있는 것이다.

· 약차의 재료와 구성

당귀15g, 천궁12g, 파극천10g, 금앵자8g, 토사자8g, 음양곽8g, 감초5g, 비 정제 흑설탕20g

· 해독원리와 효과

당귀와 천궁은 혈액을 보충하고 성기 주변의 혈액순환을 도와준다. 금앵자는 정액이 저절로 흘러나오는 증상인 유정을 낫게 한다. 파극천과 토사자와 음양곽은 생리기능을 활성화시켜준다. 감초는 체액을 늘여준다. 효과는 성기능 장애를 유발하는 독소를 제거하고 생리기능을 활성화하기 때문에 대단히 좋다. 장기간 꾸준히 마시면 분명히 개선이 된다.

5. 누구나 쉽게 할 수 있는 대표적인 한방해독요법

1) 생활단식 해독 법
- 상기 증, 수험생집중력 저하 증, 대사증후군의 해독약 차

생활단식 해독 법

2013년에 크게 유행한 1일 단식, 간헐적 단식의 원조는 2003년 출간된 졸저 "생활단식 & 다이어트 건강법"이다. 당시에는 크게 주목받지 못했다. 하지만 분명한 사실은 10년 앞서 단식 해독 법을 제시했다는 사실이다. 일상생활 속에서 부분단식을 하는 방법으로 2013년 유행한 단식과 같은 방법이다. 대표적인 것으로 아침 단식 혹은 저녁 단식으로 하루 한 끼 정도를 단식하며 해독을 하는 프로그램이 제시되어 있다. 그래서 생활단식이라 명명하였고 실제 전혀 어렵지 않다. 당시 생활단식은 일주일 이상의 장기단식을 명확하게 반대하는 입장을 주창

했다. 고통과 인내를 요구하는 그런 단식보다는 생활 속에서의 해독요법이 훨씬 효과적이기 때문이다. 생활단식 해독 법은 가능한 적게 먹는 절식요법을 기본으로 한다.

*상기 증

피의 흐름이 가슴과 머리로 집중되는 증세이다. 기혈의 자연스런 흐름은 수승화강이다. 찬 기운은 위로 올라가고 뜨거운 기운은 아래로 내려오며 순환하여야 건강하다는 원리이다. 그런데 상기 증은 그와 반대의 현상이 나타난다. 뜨거운 기운이 가슴과 머리에 머물게 됨으로써, 몸의 전체적인 순환장애를 일으키는 것이다. 상기 증은 호흡수련이나 기수련, 정신적 과로, 극심한 스트레스, 완벽주의 성향, 영양의 불균형 등의 원인으로 발생한다. 나는 상기 증으로 유년과 청년시절을 고통스럽게 보냈다. 심한 감정변화와 우울증, 집중력 장애, 만성 피로감 등을 겪었다. 극심한 증세 때문에 치료를 하려고 했지만 백약이 무효했다. 하지만 포기하지 않고 스스로 연구한 결과 상기 증 역시 기혈순환을 정체시키는 독소의 문제라는 것을 발견했다. 상기 증 역시 해독을 함으로써 정상적인 기혈순환이 되도록 할 수 있다. 따라서 상기 증 해독을 위해서는 생활단식을 병행하는 것이 좋다. 하루 한 끼 단식인 아침 단식이나 저녁 단식을 통해 몸이 해독할 수 있도록 함으로써 효과를 극대화할 수 있다.

· 약차의 재료와 구성

시호20g, 승마18g, 강활15g, 독활15g, 진피10g, 고본10g, 감초5g, 비 정제 흑설탕20g

· 해독원리와 효과

시호는 흥분된 교감신경을 이완시키는 효과가 있다. 승마는 상체로 집중된 열을 내리고 해독한다. 강활은 열을 발산하며 풍습을 없앤다. 독활은 스테로이드 호르몬의 복합물질을 함유하고 있어 신경 중추를 마비시키는 진통작용, 신경 진정제 등의 효능이 있다. 진피는 대사기능의 장애물인 노폐물을 제거한다. 고본은 머리부위의 진통작용에 효능이 있다. 감초는 체액을 증가시킨다. 효과는 열을 내리며 해독을 함으로써 상기 증을 해소한다. 나는 지독한 상기 증을 이 해독약 차를 꾸준히 마심으로써 고쳤다. 또한 상기 증을 지닌 많은 분들에게 추천하여 뚜렷한 호전 효과를 확인하였다.

*수험생집중력 저하 증

수험생의 집중력 장애는 대부분 상기 증과 연관성이 있다. 간이나 심장의 기능이 약한 체질의 경우엔 긴장을 관리하지 못해 집중력이 저하될 수 있다. 집중력을 최대 발휘해서 실수 없이 시험을 치러야 한다. 하지만 상기 증이 있거나 체내 독소가 많으면 제대로 집중이 될 수 없다. 따라서 수험생의 몸 컨디션을 최상으로 유지하기 위해선 수험생의 두뇌가 총명해질 수 있도록 해독을 하는 것이 좋다. 스트레스를 최고조로 받고 있는 수험생들은 긴장과 억압, 불안증에서 자유로울 수가 없다. 그렇기 때문에 상기 증이 일어나지 않도록 하여야 하며 두뇌회전이 빨리 될 수 있도록 해독을 하는 것이 바람직한 것이다.

• 약차의 재료와 구성

시호20g, 승마18g, 강활15g, 독활15g, 원지10g, 석창포10g, 백복신10g, 감초5g, 비 정제 흑설탕20g

• 해독원리와 효과

시호는 흥분된 교감신경을 이완시키는 효과가 있다. 승마는 상체로 집중된 열을 내리고 해독한다. 강활은 열을 발산하며 풍습을 없앤다. 독활은 스테로이드 호르몬의 복합물질을 함유하고 있어 신경 중추를 마비시키는 진통작용, 신경 진정제 등의 효능이 있다. 원지와 석창포, 백복신은 뇌신경을 안정시키고 머리를 총명하게 하는 효과가 있다. 감초는 항진된 신경계를 완화하는 효능이 있다. 효과는 전체적으로 긴장감을 줄이고 집중력을 높인다. 흥분이 잘되고 산만하며 집중력 장애를 느끼는 수험생에게 추천한 결과, 뚜렷한 호전반응을 보였다.

*대사증후군

대사증후군은 영어로 메타볼릭 신드롬(metabolic syndrome)이라고 한다. 각종 심혈관질환과 제 2형 당뇨병의 위험 요인들이 집합된 현상을 한 가지 증후군으로 한 증세이다. 그래서 인슐린 저항성 및 이와 관련된 복잡하고 다양한 여러 대사이상과 임상양상을 모두 포괄하여 설명할 수 있다. 대사증후군은 심혈관질환 혹은 제2형 당뇨병의 발병 위험도가 높다는 것을 의미한다. 주요 원인은 체내에 인슐린이 있더라도 저항성으로 인해 고혈당은 개선되지 않고 인슐린 농도만 높아지는데 있다. 상당히 위험한 증세로 과체중을 해소하며 동시에 체내의 독소를 제거하는 것이 매우 바람직하다.

• 약차의 재료와 구성

시호18g, 작약12g, 지실12g, 대추8g, 생강5g, 감초5g, 비 정제 흑설탕 20g

• 해독원리와 효과

시호는 표열과 간열을 빼주는 해독을 하며 위장관의 신경을 조절해주는 작용이 있다. 작약과 지실은 저하된 장운동을 촉진시키며 신열에 의한 변비를 해소하여 해독작용을 한다. 대추는 신장을 강화시키며 내장을 보호한다. 생강은 산소흡입량을 늘여서 위장내의 혈중 노폐물을 제거한다. 감초는 체액을 증가시킨다. 효과는 당장 뚜렷하게 나타나지는 않지만, 해독을 통해 서서히 증세를 호전시킨다. 최소한 2달 이상 꾸준히 마시는 것이 좋다.

2) 체증해독 법 - 급체, 만성체증, 공황장애의 해독약 차

체증해독 법

무자각 체증을 겪는 사람을 포함하면 수많은 한국인들이 만성체증에 노출되어 있다. 해마다 증가하는 역류성 식도염이나 기능성 소화장애, 장염 등의 소화기질환의 뿌리를 살펴보면 대부분은 체증이다. 자각 체증을 겪는 사람들은 고통을 빠르게 느끼지만, 그 또한 서양의학에서는 병명을 찾을 수가 없다. 신경성이나 기능성 소화장애, 자율신경 실조 등으로 진단할 뿐, 실제적인 치료방법도 없다. 그러나 체질의학은 명확한 체증의 기전을 밝히고 있으며 구체적인 치료방법도 있다. 체증이라는 말 그대로 체했다는 의미에서 알 수 있듯, 체내 독소의 문제이기 때문에 해독이 최선의 치료라는 것을 연구하고 규명한 것이다. 따라서 체증 해독 법은 현대인의 식생활 구조에서 반드시 요구된다. 독소제거를 하며 소화관의 건강관리를 한다는 점에서 누구나 반드시 알아야 할 건강상식인 것이다.

*급체

소화기관이 약한 사람이나 여성들에게 특히 흔하며 과식과 스트레스가 주원인이다. 기름진 음식이나 밀가루 음식을 너무 급하게 많이 먹게 되면 급체하기 쉽다. 또 극심한 스트레스 상태에서 음식을 섭취

해도 급체하는 경우가 있다. 급체했을 때의 증상으로는 두통, 구토, 복통, 설사 등이 있다. 소화가 잘 되지 않아 속이 메슥거리고 답답한 증상이 있을 수 있다. 급체로 인해 음식을 먹기 힘들 때는 해독약 차를 마시는 것이 가장 효과가 빠르다.

•약차의 재료와 구성
콜라1ℓ, 계지15g, 지실10g, 나복자10g, 겨자8g, 생강5g

•해독원리와 효과
콜라의 발산 지기는 찬 기운의 독소를 제거하는 효능이 있다. 계지는 혈관을 확장하며 소화관의 혈액순환을 도와준다. 지실은 체기를 내려주며 장내의 숙변을 제거한다. 나복자는 그를 통하게 하고 체한 것을 내리며 음식 찌꺼기인 식적을 없애는 작용이 있다. 겨자는 소화관 장기의 일시적인 마비 증세를 해소하는 효능이 있다. 생강은 위장을 따뜻하게 하고 정신을 흥분시켜 땀을 내고 구토를 멎게 하며 해독한다. 효과는 급체에 매우 빠르게 작용한다. 다른 소화관에 비해 뚜렷한 효능이 있으므로 가정상비약으로 손색이 없다. 수없이 많은 급체증에 이 해독약 차를 추천하여 효과를 입증한 바 있다.

*만성체증
체하는 상황이 반복되다가 만성체증으로 발전하면 증세는 매우 복잡하다. 만성체증이 되면 긴밀하게 연결된 식도를 비롯한 모든 내장기관에서 문제가 발생해 여러 합병증이 나타나기 쉽다. 또 급체는 자각이 뚜렷하지만 만성체증은 자각 증상뿐 아니라 무자각 증상도 나타나기 때문에 치료가 쉽지 않다. 대개의 체증은 병명 없이 증세만 나타나며 만성화된 체기는 체질적으로 고착화된다. 그래서 만성체증은 생명까지 위협하는 '침묵의 살인자'이다. 복통, 속 메스꺼움, 트림, 구토, 속 울렁거림, 멀미 등 위장에 쌓인 부패된 독소로 인해 온갖 증세가 가중된다. 심지어 체증으로 인한 독소 때문에 간 기능까지 저하된다. 간이 해독 작용을 다하지 못해 무리가 가기 때문이다. 따라서 만성체증은 해독이 반드시 필요하다.

・**약차의 재료와 구성**

계내금20g, 산사18g, 지실15g, 나복자15g, 강황10g, 후추5g, 신곡5g, 맥아5g, 비 정제 흑설탕20g

・**해독원리와 효과**

계내금은 비위의 기능을 강화하고 소화를 도와주며 소화기계의 염증의 치료에 효능이 있다. 산사는 소화불량을 개선하며 체했거나 속이 더부룩한 상태(장내 가스)를 해소하는 효과가 있다. 지실은 체기를 내려주며 장내의 숙변을 제거한다. 나복자는 그를 통하게 하고 체한 것을 내리며 음식 찌꺼기인 식적을 없애는 작용이 있다. 강황의 커큐민 성분은 담즙의 분비를 촉진하는 효과가 있다. 후추는 혈액순환을 촉진하며 대사기능을 도와준다. 신곡과 맥아는 소화제로서 소화관의 연동운동을 촉진시켜준다. 효과는 만성체증의 독소를 제거하며 소화기능을 개선시켜 준다. 초기나 중기의 만성체증을 자연 치유하는 특별한 효능이 있다. 단, 최소한 2달 이상 꾸준히 해독약 차를 마시는 것이 반드시 필요하다.

* 공황장애

자율신경계 교감신경의 지나친 항진으로 인해 마음이 초조하고 불안하며 흥분과 발작증상이 생기는 증세를 공황장애라고 한다. 서양의학에서는 이러한 공황장애를 뇌의 병변으로 본다. 공포반응이 지나치게 활성화되어서 실제보다 더 강한 공포감을 느낀다고 진단한다. 그래서 자율신경을 조절하며 안정시키는 치료를 한다. 반면에 체질의학에서는 공황장애는 소화기 장애인 체증이 주원인으로 신장의 기능이 약화된 것을 보강한다. 공황장애의 증세로 배꼽 아래의 복부대동맥이 심하게 뛰고 아랫배에서 생긴 통증이 명치까지 치밀어 오르는 것을 보면 알 수 있다. 화려한 스포트라이트를 받는 연예인들 중에 이런 증상이 많은 이유도 그들의 밤샘촬영을 위한 야식문화와 신장 기능의 약화가 주원인인 경우가 많다. MC 이경규를 비롯해서 가수 김장훈, 배우 이병헌과 차태현, 김하늘, 하유미 등 수많은 연예인들이 공황장애를 고백한 바 있다. 정신건강의학과에서는 공황장애를 고혈압이나 당뇨병처럼 장기적으로 질병을 관리한다는 개념을 가지라고 한다. 그러나 체질의학으로는 3~4개월 이내에 대부분 완치를 할 수 있다. 실제 공황장애를 겪는 수많은 환자들의 임상결과가 그러했다. 공황장애 역시 만성체증으로 인한 독소가 주원인이며 해독을 하면 깨끗하게 완치될 수 있다.

• **약차의 재료와 구성**

산사20g, 복령18g, 계지15g, 지실15g, 나복자15g, 강황10g, 대추5g, 감초5g, 비 정제 흑설탕20g

• **해독원리와 효과**

산사는 소화불량을 개선하며 체했거나 속이 더부룩한 상태(장내가스)를 해소하는 효과가 있다. 복령은 교감신경의 항진을 조절한다. 계지는 혈관을 확장하여 시상하부의 항상성을 조절하는 기능을 한다. 지실은 체기를 내려주며 장내의 숙변을 제거한다. 나복자는 기를 통하게 하고 체한 것을 내리며 음식 찌꺼기인 식적을 없애는 작용이 있다. 강황의 커큐민 성분은 담즙의 분비를 촉진하는 효과가 있다. 대추는 후두부 긴장으로 인해 뒷목이 뻣뻣해지면서 뇌의 불안전한 증상을 개선한다. 감초는 체액을 증가시켜 항진된 신경계를 완화시킨다. 효과는 소화불량을 개선하며 체기를 내려줌으로써 뇌의 열과 흥분을 안정시킨다. 초기나 중기의 공황장애는 최소 2개월 이상 꾸준히 마시면 증세가 호전되는 것을 느낄 수 있다.

3) 수독증 해독 법 - 수종(부종), 급성신장염, 만성신장염, 방광염의 해독약 차

수독증 해독 법

해독요법에 있어 가장 잘못된 건강정보가 하루 3ℓ수분섭취이다. 대다수의 한국인들이 가장 많이 피해를 보기 때문이다. 하루 3ℓ의 수분섭취는 원래 거의 물을 마시지 않는 유럽인이나 북 미인들을 위한 해독 법이다. 그들의 식생활을 보면 거의 수분 없는 음식류 등이다. 한국인의 식단을 기준으로 하면 전혀 맞지 않는 방법이다. 예를 들어 유럽인, 북미인들의 식사끼니의 수분섭취량은 500㎖ 이내이다. 반면에 한국인은 하루 3끼니 식사를 기준으로 할 때, 대략적으로 밥 한 공기(물 한 컵), 찌개(물 한 컵), 국(물 3컵), 반찬(물 한 컵)을 섭취하면서 따로 물 한 컵이나 두 컵을 더 마신다. 그래서 한 끼 식사에 약 1ℓ의 물을 섭취함으로서 하루 3끼니 3ℓ의 물을 마셔버린다. 그리고 또 물을 3ℓ나 더 마신다면 당연히 수분 과다섭취로 인한 수독증이 된다. 수독증은 면역력을 떨어뜨리며 해독을 시킬 수 있는 에너지를 약화시키는 역효과가 있다. 따라서 하루 3ℓ의 물 섭취는 수분섭취를 계산해서 적정량 마셔야 한다.

*수종(부종)

전신의 부종이 나타나는 것이 수종이다. 부종의 원인은 다양하지만 대표적으로 심장이나 신장의 기능이 저하되어 나타는 경우가 많다. 간장염의 경우에는 부종과 함께 복수의 증세가 수반되기도 한다. 부종은 체내의 수분 대사가 제대로 되지 않기 때문에 나타나는 증세로 독소와 밀접한 관련이 있다.

• 약차의 재료와 구성

나복자20g, 동과피20g, 계지15g, 복령15g, 소엽8g, 생강5g, 감초5g, 비정제 흑설탕20g

• 해독원리와 효과

나복자는 기를 통하게 하고 체한 것을 내려가게 하여 대사기능을 촉진시킨다. 동과피는 이뇨와 소염작용이 있어 신장염, 부종 등을 치료하는 효과가 있다. 계지는 혈관을 확장하여 혈액순환을 촉진한다. 복령은 수분대사를 정상화하여 이뇨작용을 촉진한다. 소엽은 기를 원활하게 순환시키는 작용이 있고 부종을 다스리는 효과가 있다. 생강은 열을 발산하고 땀을 내게 하여 부종에 효과적이다. 감초는 체액을 증가시킨다. 효과는 부종을 내려주며 컨디션을 개선한다. 최소 1개월 이상 꾸준히 마시면 증세가 개선되는 것을 느낄 수 있다.

*급성신장염

급성 신소구 신염을 급성신장염이라고 한다. 용혈성 연쇄상 구균

또는 기타 병원균들의 감염으로 일어난다. 신장에 직접 감염되지 않아도 신체의 다른 부위에 감염된 후 신장에 화농성이 아닌 변태 반응성 염증을 일으킨다. 급성신장염은 오줌이 적고 부종이 오며 요혈, 단백뇨, 요통, 고혈압 등의 증세가 나타난다. 급성신장염은 제대 치료하지 않으면 만성신장염이 된다.

• 약차의 재료와 구성

녹두20g, 하고초20g, 산사18g, 백모근15g, 차전초10g, 감초5g, 비 정제 흑설탕20g

• 해독원리와 효과

녹두는 열을 식히고 독소를 제거하며 체내 수분을 배출하는 효능이 있다. 하고초는 소염 및 살균작용이 있으며 신장염, 방광염, 부종 등으로 인한 부기를 이뇨작용으로 완화시킨다. 산사는 혈관을 확장시키고 혈류의 저항을 줄이며 어혈을 없애는 효과가 있다. 백모근은 이뇨작용이 있고 급성신장염으로 몸이 붓는 증세를 다스린다. 차전초는 열을 내리며 소염작용이 있어 급성신장염에 효과가 있다. 감초는 체액을 증가시킨다. 효과는 신장을 중심으로 하는 주변 장기의 독소를 해독한다. 간이나 신장에 부담을 주지 않는 이 해독약 차를 2개월 이상 꾸준히 마시면 증세가 호전이 된다. 단, 증세가 심할수록 연하고 맛있게 마시는 것이 좋다.

*만성신장염

급성신장염을 제때에 치료하지 못해 만성화된 것을 의미한다. 증상이 가벼우면 가벼운 요혈, 단백뇨가 나타나며 심각하면 전신에 부종이 오고 단백뇨가 심하며 허리와 다리가 쑤시고 아프며 혈압이 오른다. 신장은 체내의 혈액 필터기능을 하므로 특별한 관리가 필요하다. 체내의 독소가 제거되어야 하는 것은 기본에 속한다.

• 약차의 재료와 구성

녹두20g, 황기20g, 단삼18g, 복령18g, 차전자15g, 금앵자15g, 우슬10g, 감초6g, 비 정제 흑설탕20g

• 해독원리와 효과

녹두는 열을 식히고 독소를 제거하며 체내 수분을 배출하는 효능이 있다. 황기는 대사기능을 촉진하여 면역과 저항력을 길러준다. 단삼은 관상 동맥 확장작용을 하며 어혈을 제거하여 피를 맑게 한다. 복령은 수액 대사의 부전으로 생긴 노폐물을 처리한다. 차전자는 신장과 신우의 염증에 효과적이며 이뇨작용이 있다. 금앵자는 신장 사구체의 여과를 저하시키고 세뇨관의 재흡수를 촉진한다. 우슬은 상반신의 피를 아래쪽으로 유도하며 혈액순환을 조절하고 울혈을 개선하여 피를 맑게 한다. 감초는 체액을 증가시켜 신경을 안정시킨다. 효과는 신장의 사구체와 세뇨관의 독소를 제거함으로써 혈액순환이 잘되며 피가 맑아지게 한다. 2개월 이상 꾸준히 마시는 것이 좋다. 약이 아니라, 해독약 차를 즐기는 마음을 지니면 면역력이 살아나고 자연 치유력이 회복되어 증세가 호전이 된다.

*방광염

방광 점막에 염증이 생기는 증세이다. 비뇨기질환 중에서 가장 흔하다. 방광염은 치료 효과가 빠르지만 염증이 전이되어 신우 신장염을 일으키면 치료가 힘들게 된다. 원인은 병균이 방광에 침입하여 발생한다. 대장균, 포도상 구균에 의한 것이 많다. 그 밖에도 여러 세균들에 의해 생기는 경우도 있다. 방광염은 심해지면 오줌에 피가 섞이고 소변의 색이 빨갛게 나타난다.

• 약차의 재료와 구성

목통20g, 저령15g, 택사15g, 지각15g, 적복령12g, 차전자12g, 감초5g, 비 정제 흑설탕20g

• 해독원리와 효과

목통은 혈액의 삼투압을 정상적으로 유지시키며 소변의 노폐물을 제거한다. 저령과 택사, 차전자는 혈액의 삼투압을 정상적으로 유지하며 수액 대사로 인한 노폐물을 이뇨작용으로 제거한다. 지각은 하복부의 열이 극심해지는 경우에 대 소장을 잘 통하게 하여 몰리고 막힌 것을 열어준다. 적복령은 비정상적으로 발생하여 축적된 습기와 열기를 분리하여 배출하며 이뇨작용이 있다. 감초는 체액을 증가시키며 신경을 안정시킨다. 효과는 독소를 제거함으로써 염증을 완화하며 방광의 기능을 좋게 한다. 최소한 1개월 이상 꾸준히 마시는 것이 좋다.

4) 간장해독 법 - 만성간염, 복수, 간 경화증, 황달, 담낭염의 해독약 차

간장 해독 법

간은 인체의 화학공장이며 각종 해독을 하는 중대한 역할을 한다. 그래서 간의 기능이 저하되면 인체의 전반적인 기능이 저하되고 심각한 독소에 노출되기 쉽다. 간 해독이 중요한 것은 아무리 강조해도 부족할 정도이다. 서양의학에서는 간장의 독소가 침투하여 병이 들면 치료제가 거의 없다. 간의 수치를 검사하고 관리를 하는 것이 주된 치료방법이다. 하지만 체질의학에서는 간장의 기능을 복원함으로써 간의 수치뿐 아니라, 기질적 병인까지를 회복하는 특별한 효능이 있다. 간 해독을 위한 한방해독약 차는 탁월한 효과를 지니고 있다.

*만성간염

간의 염증 및 간세포 괴사가 6개월 이상 지속되는 증세가 만성간염이다. 간염바이러스, 알코올, 약물, 자가면역(自家免疫), 대사(代謝)질환 등 여러 가지 다양한 원인들에 의해서 발병한다. 현재까지 알려져 있는 간염바이러스는 A형, B형, C형, D형, E형, G형 등인데, 이들 각각은 전혀 다른 바이러스들이다. 우리나라에서 주로 문제가 되는 것은 A형, B형, C형이다. 그중에서 만성간질환을 유발할 수 있는 것은 B형과

C형이다. 간은 인체의 화학공장이기 때문에 독소가 가장 많은 부위이다. 따라서 독소를 제거하는 해독은 건강한 간장을 위한 기본이다.

• 약차의 재료와 구성

녹두20g, 인진18g, 시호15g, 적작약15g, 패장12g, 신곡10g, 맥아10g, 비정제 흑설탕20g

• 해독원리와 효과

녹두는 각종 질병으로 인한 독성분이나 약물중독을 없애는 효과가 탁월하다. 또한 몸속 노폐물을 해독하고 정화함으로써 간의 기능 회복을 도와준다. 인진과 시호는 간장 주변 장기에 발생하는 염증을 제거하는 효과가 있다. 적작약은 일체의 혈분에 생긴 열과 어혈을 풀어주는 효과가 있다. 패장은 간세포의 재생을 촉진하며 어혈을 풀어주고 해독작용을 한다. 신곡과 맥아는 약재 속의 전분, 단백질, 비장 등의 성분을 충분히 분해하여 소화를 잘 되게 하며 충분한 약효성분의 흡수를 도와준다. 효과는 간의 기능을 좋게 하며 면역력을 강화한다. 기본적으로 이 해독약 차는 성분이 순수하여 장기적으로 마시는 것이 좋다.

*복수

여러 가지 원인으로 복강 막에 물이 차며 배가 붓는 증세를 복수라고 한다. 급성, 만성 신장염이나 심장기능이 저하되면 복수와 전신성 수종이 함께 올 수 있다. 또 간장염이나 복막염 등으로도 복수가 온다.

• 약차의 재료와 구성

익모초20g, 백모근18g, 창출18g, 백출15g, 우슬15g, 산약12g, 정력자10g, 비 정제 흑설탕20g

• 해독원리와 효과

익모초는 어혈을 제거하며 대사기능을 도와주며 부종의 원인인 수분을 배출하는 작용이 있다. 백모근은 이뇨작용이 있고 부종을 다스리는 효과가 있다. 창출은 복부의 수분을 없애며 백출은 위장의 기능을 강화하는 효과가 있다. 우슬은 상반신의 피를 아래쪽으로 유도하며 혈액순환을 조절하고 울혈을 개선하여 피를 맑게 한다. 산약은 혈관을 확장시키는 작용이 있어 혈액순환을 개선한다. 정력자는 이뇨작용으로 부종, 복수에 매우 효과적이다. 효과는 어혈을 제거하고 수분을 배설하며 해독을 한다. 1개월 이상 꾸준히 마시면 증세가 호전이 된다.

*간경화증

정상적인 간세포가 파괴되어 기능을 잃게 되면 간이 굳어지는 증세를 간 경화증이라고 한다. 간은 어떤 형태로든 상하게 되면 간이 경화되기 쉬운 상태가 된다. 간 경화증을 유발하는 가장 큰 원인은 술과 약물중독, 간염, 자가 면역질환, 담도가 막혔을 때, 심장울혈증, 1형 당뇨병, 영양부족, 철분침전 등이다. 주요 원인은 간 기능의 저하, 간의 상처로 인해 담 즙의 흐름이 문제가 있을 때, 간의 혈액순환 장애 등으로 인해 발생한다. 간은 해독을 하는 장기이기 때문에 해독이 원활하게 될 수 있도록 도와줌으로써 간 경화증을 예방하고 치료할 수 있다. 따라서 간장의 해독은 반드시 필요한 것이다.

• **약차의 재료와 구성**

당귀20g, 천궁15g, 울금15g, 향부자12g, 지각10g, 계내금10g, 욱이인8g, 비 정제 흑설탕20g

• **해독원리와 효과**

당귀와 천궁은 혈액을 보충하며 혈액순환을 도와줌으로써 간 기능을 강화하는 효과가 있다. 울금은 간 기능 개선을 하는 생리활성 작용을 하며 지방간 억제와 간의 해독작용에 효과적이다. 또한 콜레스테롤의 수치를 낮춰주며 고지혈증을 다스려준다. 향부자는 막힌 기를 뚫어주며 항염증 작용이 있다. 지각은 하복부의 열이 극심해지는 경우에 대 소장을 잘 통하게 하여 몰리고 막힌 것을 열어준다. 계내금은 소화기계의 염증에 효과적이다. 욱이인은 이뇨작용을 하며 염증을 제거한다. 효과는 간의 독소를 배출함으로써 장기적으로 간의 기능을 좋아지게 한다. 꾸준히 해독약 차를 즐기는 마음과 더불어 자연 치유력을 배가시킨다.

*담낭염

담낭의 세균 감염에 의한 염증으로 대부분에서 담석증을 수반한다. 남녀 모두에게 일어날 수 있으나 여성의 경우 더 많이 나타난다. 드물게는 어린이나 사춘기의 청소년에게도 발병한다.

담낭에 포도상구균, 현쇄상구균, 티보스균 등이 침입하여 염증을 일으킨 것이 담낭염이다. 담낭염은 비만인 경우 정상인보다 담석증 및 담낭질환의 빈도가 높다. 따라서 담낭 역시 충분하게 해독을 하는 것이 바람직하다.

• 약차의 재료와 구성

백작약20g, 후박18g, 시호15g, 창출12g, 지실12g, 포공영10g, 감초5g, 비 정제 흑설탕20g

• 해독원리와 효과

백작약은 간의 혈액을 보충하며 중추신경 억제작용으로 위장의 평활근과 위산분비 억제를 하며 진정과 진통작용이 있다. 후박은 소화기능을 촉진하여 간의 부담을 줄여준다. 시호는 간에서 발생하는 열을 제거하고 간 기능을 도와준다. 창출은 체내에 축적된 노폐물을 배설시킨다. 지실은 장관내의 노폐물을 배설하여 간문맥으로 유입되는 혈액을 정화한다. 포공영은 체내의 염증을 제거하는 효과가 있다. 감초는 체액을 증가시키며 신경을 안정시킨다. 효과는 담낭 주변의 장기의 독소를 제거하여 면역력을 높인다. 한 달 이상 꾸준히 마시는 것이 좋다.

5) 장내독소 해독 법- 변비, 과민성대장증후군, 치질의 해독약 차

장내독소 해독 법

장내독소가 만병의 근원이라는 말이 있다. 그만큼 장내의 환경은 절대적으로 해독을 필요로 한다. 장은 영양의 흡수와 배설을 동시에 하기 때문에 공장으로 비유하면 생산 공정으로, 그 기능이 매우 중요하다. 그래서 장내독소의 여부가 면역력의 척도가 되기도 한다. 장내독소가 많다는 것은 이미 여러 질병의 징후가 시작되는 것과 다름이 없다. 장 해독법의 기본은 섬유질을 많이 섭취하여 유익한 장내세균을 배양하며 배변을 원활하게 하는 것이다. 섬유질은 음식물 속에 함유된 다양한 독성물질을 흡착해 대변으로 배설시키는 작용을 한다. 그래서 섬유질이 풍부한 채식을 하는 것이 좋다. 섬유질은 장내 유산균의 번식을 도움과 동시에 유해균의 번식을 억제하는 효과가 있어 해독에 매우 효과적이다. 만약 섬유질로 해독이 안 되거나 속이 더부룩하고 변비가 지속될 경우, 해독약 차를 섭취하는 것이 바람직하다. 장내독소를 가장 빠르고 효과적으로 제거하는 것은 단연 약초의 힘이기 때문이다.

*변비

대변이 대장에 오래 머물고 정상적으로 배변이 되지 않는 것을 변비라고 한다. 대장의 연동운동이 활발하지 않아서 배변이 어렵거나 불규칙한 증세이다. 일반적으로 대변을 보지 않는 기간이 3일 이상이거나 한 주에 3회 이하 정도이며 대변을 보기 어려운 증세이다. 또 잔변감(대변이 남아 있는 느낌)이 있는 것도 마찬가지이다. 변비는 현대인에게 가장 흔한 소화기계 문제 중의 하나이다. 증세는 두통, 피로, 우울증, 통증, 소화불량 등이며 직장암의 원인이 되기도 한다. 변비는 소화와 해독, 에너지, 영양소 흡수에 악영향을 끼치므로 초기에 빨리 해독하는 것이 좋다. 변비로 인해 독소가 배출되지 않으면 온갖 질병이 유발될 수 있기 때문이다.

· **약차의 재료와 구성**

함초20g, 지실15g, 목향12g, 도인12g, 애엽10g, 감초5g, 비 정제 흑설탕20g

· **해독원리와 효과**

함초는 칼슘이 우유의 7배, 철분은 다시마의 40배, 칼륨은 굴의 3배가 많으며 미네랄을 비롯한 각종 영양소가 다량 함유되어 있다. 그래서 숙변을 분해하며 배출하여 변비를 고치는 효능이 탁월하다. 지실은 체기를 내려주며 장내의 숙변을 제거한다. 목향은 내장 벽의 혈관을 확장하여 혈액순환을 촉진하며 장관 평활근 연동과 경련을 억제하며 가스의 배출을 촉진한다. 도인은 장내 수분을 보충하여 대장을 윤활하게 하며 변비에 효과적이다. 애엽은 장의 연동운동과 점액분비를 원활하게 하여 쾌변을 도와준다. 감초는 체액을 증가시키며 신경을 안정시킨다. 효과는 대장과 직장의 독소를 제거함으로써 배변을 원활하게 한다. 또한 소화관의 기능을 향상시키기도 한다. 효과는 변비 및 숙변 제거에 매우 좋다. 이 해독약 차는 최소 한 달 이상 꾸준히 마시면 10명중에 8명 이상은 뚜렷하게 증세가 호전된다.

*과민성대장증후군

반복되는 설사와 변비 등 배변장애와 복통이 주가 되는 증세로 장관의 만성적인 기능장애가 과민성대장증후군이다. 주로 대장과 소장을 비롯한 소화관의 기능장애에 의한 것으로 나타난다. 과민성대장증후군에 대해서는 아직까지 명확한 원인은 밝혀진 것이 없다. 내장 감각의 과민성 증가, 위 장관 운동성의 변화, 위 장관 팽창도 감소 등이 관찰되고 있다. 체질의학적으로 보면, 과민성대장증후군 역시 독소 혹은 장관의 음식찌꺼기에 의한 원인이 많다. 따라서 장내환경의 개선을 위해 해독을 하는 것이 바람직하다.

• 약차의 재료와 구성

산약20g, 오미자18g, 갈근15g, 복령15g, 신곡10g, 건강5g, 감초5g, 비정제 흑설탕20g

• **해독원리와 효과**

산약은 소화를 촉진하며 변비나 설사 등을 치유하며 장의 기능을 조절하는 효과가 있다. 오미자는 체내의 전반적인 진액을 보충해준다. 갈근은 과도해진 위 장관운동을 억제시켜 위장관의 경련을 잡아주는 효과가 있다. 복령은 장내의 노폐물을 이뇨작용으로 배출한다. 신곡은 소화를 촉진하고 장내환경을 개선한다. 건강은 장 기능을 활발하게 하여 노폐물을 제거한다. 감초는 체액을 증가시키며 장관내의 신경을 안정시킨다. 효과는 소화관의 기능을 좋게 하며 해독을 통해 장내 환경을 개선한다. 한 달 이상 꾸준히 마시는 것이 효과적이다.

*치질

항문 바로 위 직장의 정맥들의 모인 정맥총이 부풀어 오른 증세가 치질이다. 대개는 변비로 유발되며 장시간 앉아 있는 시간이 많을 때, 항문 주변의 혈액순환의 문제로 발생하기도 한다. 변비 혹은 혈액순환 악화로 인해 계속된 자극으로 정맥이 커지면 주변이 부풀어 오르며 치질이 된다. 나는 치질 수술을 2번이나 할 정도로 심각한 상태였다. 그러나 치질은 재발이 잘 되었다. 엄청난 통증의 수술에도 불구하고 어김없이 반복이 되었다. 그래서 연구한 것이 배변 후 항문세척과 해독약 차이다. 항문세척은 비데가 아니라, 바디크렌져로 그 부위를 마사지하며 잘 건조하는 방법이다. 또 해독약 차는 직장과 항문 주변의 혈액순환에 영향을 주는 신장을 강화하며 독소를 개발하는 요법이다. 나는 이 두 가지 요법으로 현재는 치질이 완쾌되었다.

• 약차의 재료와 구성

황기20g, 단삼15g, 백출15g, 승마15g, 적작약10g, 지유10g, 감초5g, 비정제 흑설탕20g

• 해독원리와 효과

황기는 항문부위 손상된 조직의 원상복구를 촉진한다. 단삼은 심장의 관상동맥을 확장하며 어혈을 제거하여 혈액순환을 도와준다. 백출은 장내의 노폐물을 배출한다. 승마는 열을 내리며 해독하고 항문이나 직장의 점막의 손상을 회복시키는 효과가 있다. 적작약은 일체의 혈분에 생긴 열과 어혈을 풀어주는 효과가 있다. 지유는 혈의 열을 꺼주며 지혈작용이 있어 치질로 인한 출혈이나 대변출혈을 멈추게 하는 효과가 있다. 감초는 체액을 증가시키며 장관내의 신경을 안정시킨다. 효과는 직장과 항문의 독소를 배출하며 항문부위의 손상된 조직을 회복시킨다. 그러나 일반 약처럼 빠른 효과를 기대할 필요는 없다. 이 해독약 차는 한 달 이상 마시는 가운데 서서히 개선이 되는 효과가 있다.

부록

한방해독약 차의
효과를 높이는
4가지 몸과
마음의 바른 자세

한방해독요법의 핵심은 몸 따로 마음 따로가 아니라, 몸과 마음이 줄탁동시여야 한다.

줄탁동시는 어미닭이 계란을 부화하여 병아리가 알을 깨고 나올 즈음에 병아리가 알의 벽을 깨뜨리려하는 동시에 어미닭도 알의 벽을 깨어준다는 뜻이다. 몸과 마음의 관계가 그러하다.

몸을 해독하려고 아무리 노력해도 마음이 탁하면 해독은 자연히 제대로 되지 않는다. 그 이유는 서양의학과 체질의학의 원리로 보면 명확하게 나타난다.

서양의학과 체질의학의 차이점

서양의학

육체와 정신을 2분화하고 정신을 두뇌의 영역으로만 국한하여 신경정신과에만 다룬다. 육체가 아픈 것과 정신이 상하는 것은 별개로 하고 심리적 외상으로만 다룬다. 기본적으로 인체를 바라보는 시각이 현미경이며 미시적인 기질의 이상을 중시한다. 그래서 세균학이나 염증에 대한 획기적인 성과를 거둔 것은 사실이다. 분석적이며 기계론적인 첨단기기로 외과적 수술이 발달되고 이론과 데이터, 논문으로 보편화된 의학이다. 세포병리 설에 따라 동물실험을 통한 화학적 약물을 통해 증상을 완화시키는 대증요법이 주로 사용된다.

체질의학

육체가 아닌 몸, 정신이 아닌 마음이 뗄 수 없는 하나라고 간주한다. 몸이 아프면 마음이 상하고 마음이 아프면 몸이 병드는 이치가 그러하다. 기본적으로 체질의학은 자연 친화적이며 거시적이며 우주 과학적 원리가 중시된다. 그래서 인체를 통합적 유기체로 보며 기 에너지의 작용을 통해 독소를 배출하는 해독과 면역력 강화를 통해 자연치유가 일어나도록 한다. 병의 원인을 찾아 기능적 결합을 치료한다. 체액 병리 설에 따라 인체경험과 실험을 통한 자연적 생약을 통해 기능적 병인을 찾아 해독으로 병소의 회복이 될 수 있도록 한다.

이러한 차이로 인해 체질의학은 해독과 면역력을 강조한다.

서양의학이 병명을 찾고 증상을 분석하여 대증요법을 행하는 것과는 많이 다르다. 체질의학에서는 몸과 마음을 하나로 보기 때문에 병명이 없는 증세에도 구체적인 해독과 면역력 강화를 할 수 있다. 주변에서 보면, 몸과 마음이 아파서 병원에 갔는데도 병명이 없다거나 단지 신경증이라는 진단만 받은 경우가 많다. 그런 경우 체질의학에서는 분명히 몸과 마음의 병적 원인이 있다는 것을 전제하고 해독과 면역력 강화를 통해 인체의 기능을 정상화시킨다.

체질의학으로 보면 마음의 사용법에 따라 얼마든지 병을 만들 수도 있고 치료할 수도 있기 때문이다. 인체의 자율신경인 교감신경과 부교감신경의 반응을 예로 들어보면 다음과 같다.

마음이 편안한 상태면 위가 약간 불그스레한 빛을 띠고 생체반응이 지극히 정상적이다. 그러나 근심이나 불안한 상태가 되면 위산의 분비가 줄어들며 위장의 연동운동이 저하된다. 또 분노하거나 짜증을 내면 위의 점막이 충혈 되고 위산분비가 증가해 궤양이 발생하기 쉬운 상태가 된다. 그렇기 때문에 마음의 해독도 반드시 필요하다.

실제 마음의 상태가 불안, 초조, 긴장, 분노 등이 될 때 몸을 살펴보면 알 수 있다. 교감신경이 항진되어 아드레날린이 분비되어 체액은 산성화되고 혈관은 수축되며 호흡은 빨라진다. 그렇게 되면 열을 받고(혈압이 오르고) 공격적 부정의식이 일어난다. 그런데 이러한 마음의 상태가 빈번하게 일어나거나 늘 지속이 된다면 어떻게 될까? 체내의 독소가 쌓이며 원인모를 이유의 병적 증세가 나타나거나 질병에 걸릴 수밖에 없다. 몸과 마음의 관계가 그러하다.

마음이 평화롭고 안정되면 체내 독소가 사라지고 면역력이 높아지기 때문에 몸은 건강해진다.

이러한 원리로 인해 체질의학의 해독요법은 몸과 마음의 바른 자세를 반드시 필요로 한다.

<해독을 위한 4가지 몸과 마음의 바른 자세>

❶ 꿈과 목표를 분명히 설정하고 긍정적인 의식과 열정적인 자세를 지닌다.

꿈과 목표가 분명하면 귀차니즘이 저절로 사라진다. 긍정적인 의식과 열정적인 자세가 갖추어지며 몸과 마음이 저절로 해독이 된다. 꿈과 목표가 분명하고 긍정적인 의식과 열정적인 자세를 지닌 체질은 독소가 없다. 해독의 마음으로부터 시작해서 몸을 통해서 완성되기 때문이다.

❷ 한방해독약 차를 삶의 여유와 몸의 해독을 위해 늘 즐기며 음미하는 자세를 지닌다.

해독약 차는 자연의 정기에너지를 통해 인간의 독소를 제거하는 작용력이 있다. 자연속의 약재는 생존하기 위해 특유의 방어물질을 만든다. 그 에너지가 인간의 몸과 마음으로 들어와서 해독을 하며 면역력을 높이기 때문에 늘 즐기며 음미하는 자세를 지니는 것이 바람직하다.

❸ 감칭인사와 미용감사를 통해 감사와 칭찬, 인정, 사랑, 미안, 용서의 자세를 지닌다.

사회적 인간에게 최고의 스트레스는 인간관계이다. 얽히고설킨 인간관계의 독소는 몸과 마음을 쉬 병들게 한다. 그래서 감칭인사(감사합니다. 칭찬합니다. 인정합니다. 사랑합니다.)를 통해 관계를 더욱 좋게 만들어야 한다. 또 소원하거나 불편한 관계는 미용감사(미안합니다. 용서하세요. 감사합니다. 사랑합니다.)를 마음속으로 새겨 스트레스의 독소를 제거하는 것이 좋다.

❹ **마음의 해독을 위한 여행, 명상, 기도를 통해 우주와 인간의 자연 친화적 자세를 지닌다.**

마음이 불편하면 몸은 지치고 피로해진다. 그래서 스트레스와 긴장의 연속인 현대인의 삶에서 마음의 해독은 반드시 필요하다. 여행, 명상, 기도는 마음의 해독을 위한 최선의 방법이다. 겸허한 마음으로 기도나 명상, 여행을 하면 자연 친화적인 자세가 생기고 해독이 된다.

이상의 4가지 방법은 몸과 마음의 해독에 필수적이다.

한방해독약 차의 효과를 높이기도 하고 스스로 느낄 수 있을 정도로 자기 정화가 되기도 한다. 나는 몸과 마음의 해독을 위해 이 4가지 방법을 매일 하고 있으며 추천하기도 한다. 한번 해보면, 그 결과를 몸과 마음으로 느낄 수 있다. 모든 일들이 그렇지만, 해독을 하는 것도 몸과 마음이 함께 어우러져야 하고 생활화되어야 한다. 또 가능하면 인간이 지닌 최고의 순수에너지인 사랑이 결합되어지는 것이 바람직하다. 만약에 누군가가 한방해독약 차만으로 몸과 마음을 정화하려한다면, 그것만으로는 한계가 있다. '몸 가는데 마음이 가고 마음이 가는 곳에 몸이 간다.'는 말이 있다. 몸과 마음은 절대로 따로 존재하는 것이 아니다. 함께 어우러져서 해독이 될 때, 면역력이 강화되고 질 높은 삶을 영위할 수 있는 것이다.